在宅医療の技とこころ

リハビリテーションとしての在宅医療

柳原リハビリテーション病院　藤井　博之
喜平リハビリテーションクリニック　山口　明　編著
北島病院リハビリテーション部　田中久美子

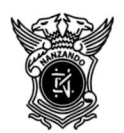

南山堂

編集者
　　藤井　博之　　柳原リハビリテーション病院
　　山口　　明　　喜平リハビリテーションクリニック
　　田中久美子　　北島病院リハビリテーション部

執筆者
　　藤井　博之　　柳原リハビリテーション病院
　　山口　　明　　喜平リハビリテーションクリニック
　　田中久美子　　北島病院リハビリテーション部
　　井上　弘子　　柳原リハビリテーション病院医療社会課
　　鴨下　　博　　多摩北部医療センターリハビリテーション科
　　新藤　直子　　国立病院機構東京病院リハビリテーション科
　　北西　史直　　トータルファミリーケア北西医院
　　牧田　　茂　　埼玉医科大学国際医療センター心臓リハビリテーション科

（執筆順）

シリーズ監修　和田　忠志　あおぞら診療所高知潮江

シリーズ「在宅医療の技とこころ」に寄せて

あおぞら診療所高知潮江　和田忠志

　このたび，南山堂より，シリーズ「在宅医療の技とこころ」が発刊されることになりました．わが国において，超高齢社会の到来とともに，在宅医療や緩和ケアを身につけた医師が必要であることが広く認識されています．この社会背景の中で，本シリーズが出版されることは，非常に時機を得たものと思います．

　本シリーズは，どこまでも「在宅医療を実践する立場」で，わが国の実践者の中でも，特にすぐれた活動を行っている方々に，各巻の編集を依頼いたしました．そして，編集の先生方には，現場に即した「実践の智」を読者の方々に伝えられるような本作りをお願いしました．また，各巻のテーマについても，在宅医療で遭遇する頻度が高く，かつ，重要な問題に重点を置いてテーマを選びました．これから在宅医療を始めようとする方にも，すでに在宅医療をされている方にも，また，在宅医療に関心のある臨床研修医の方にも，使っていただけるシリーズであると信じます．

　このシリーズが，わが国の在宅医療の推進に少しでも役に立てれば，という願いをこめて，世に送りだしたいと思います．

序にかえて

　在宅医療は，リハビリテーション医療でなければならない．
　在宅診療に携わっている医師の多くは，本書のこのメッセージを，たとえ部分的にせよ，肯定的に受けとめてくださるのではないか．
　実際，リハ医療の方法を取り入れることで在宅診療は，患者の状態が落ち着いている場合でも，平穏な慢性期医療のイメージから臨床的刺激とダイナミズムに満ちた営みに変貌する．
　かねてから在宅診療を行う医師は，寝たきりで暮らす在宅障害者，座敷牢を思い出させるような環境に閉じ込められた精神障害者，時には経管栄養と気管切開の処置を要する障害児の方々を，医療面で支えてきた．常に当事者の暮らしの現場に接しお話を聴き，医師としてのあり方を自ら問い直す経験を重ねてもきた．しかし，診療の提供者としては，血圧を測り聴診器をあて時には採血検査をし薬を処方し，病状に問題が残るとき病院に紹介状を書くのが精一杯という場合も多かった．
　一方，リハ医療の世界でリハ医は，症状を機能障害や活動制限，参加制約と捉え，そこからの回復を図ると同時に生活環境を変更するという，両側からの支援を目指すダイナミックな視角と技を整えてきた．障害を引き受けながら暮らす人々を，病院・施設で，在宅で，仕事やスポーツ，レクリエーションなど幅広い社会参加の場面で，生涯にわたって理解し支える役割を引き受けてきた．また，理学療法士・作業療法士・言語聴覚士らリハ医療のシンボルとなったスタッフや，医療職とは異なる方法や価値観で当事者とその周囲を支援するソーシャルワーカーをはじめ，多職種が協働する可能性にも逸早く光をあててきた．

2000年を境に，回復期リハ病棟での集中的な機能訓練と退院支援，介護保険制度の下での通所リハ・訪問リハ・福祉機器を使った支援が制度化され，医療・介護におけるリハの現実的役割は拡大したようにみえる．

　しかし，急性期医療の中へ，そして施設や在宅，地域社会での生活と介護の奥深くまで，リハの技術，思想，運動が広く浸透し応用されるには，課題が山積している．在宅医療の分野はその最も重要な舞台である．

　在宅医療の世界は技術面でも制度面でも大きく進歩・変容してきた．その成果の一つが，シリーズ「在宅医療の技とこころ」に他ならない．本書が加えられることで，多くの在宅診療医がリハ医としての活動を進める一助になれば幸いである．

　依頼を受けてから発刊まで2年以上の長期間を要した．ひとえに編集代表者の責任である．非力を顧みず編著者を引き受けたのは，研修医時代から在宅医療とリハに関心を持ち続けてきたこだわりからであった．病院リハ部門を率いるリハ専門医とかかりつけ医・在宅診療医の経験を合わせもつ山口明医師，病院・施設・在宅の幅広い分野で技術とシステムを追究してきた田中久美子理学療法士が参加されたことで，本書はようやく出版に至った．

　ご協力，ご支援を頂いた多くの皆さんに感謝して，序にかえたい．

　2011年8月

編著者を代表して　藤井博之

CONTENTS

1章　在宅診療医こそ使える　　リハビリテーション医療を……………………藤井　博之　*1*

Ⅰ．リハビリテーションは在宅医療の必須要件……………………………………… *1*
  a．医師としてなにができるか…………………………………………………… *1*
  b．リハ診療でできること………………………………………………………… *1*
Ⅱ．在宅医療で，いまこそリハ診療を……………………………………………… *2*
  a．クローズアップされる在宅リハ……………………………………………… *2*
  b．リハの急性期・回復期・維持期・そして終末期…………………………… *2*
  c．求められる地域総合リハ……………………………………………………… *3*
Ⅲ．在宅リハあってこそ地域リハ…………………………………………………… *4*
  a．出発点としての在宅生活と在宅リハ………………………………………… *4*
  b．在宅診療医こそ地域リハ医…………………………………………………… *4*
  c．在宅診療医が地域リハ医になるために……………………………………… *4*

2章　在宅医がリハビリテーションに　　取り組むときに………………………………………山口　明　*6*

Ⅰ．その人に適う生活を再建するのが先ず在宅リハビリテーションの目的……… *6*
Ⅱ．在宅リハビリテーションはどのように始まるか……………………………… *7*
  a．急性期医療機関で，あるいは回復期リハ専門病棟で十分なリハが実施されて，さあ，在宅へとは単純にいかに場合がよくみられる………………… *7*
  b．回復期リハの病棟で在院期間オーバーとされ在宅へ退院してくる例も少なくはない………………………………………………………………………… *7*
  c．突発的なアクシデント時に迅速な医療・リハの対応が必要な場合は結構多い… *8*
  d．放っておくと徐々に機能低下するケースにはしばしば出会う……………… *9*
Ⅲ．在宅医療と街づくり……………………………………………………………… *9*
Ⅳ．リハ患者データバンクの活用…………………………………………………… *10*

3章　在宅医がどうリハビリテーションに関与するか……田中久美子　14

- Ⅰ．生活を支えるリハビリテーション……14
  - a．在宅医療とリハビリテーション……14
  - b．在宅生活を継続的に支えるために……14
  - c．リハビリテーションスタッフとの連携とその養成……15
- Ⅱ．退院からの在宅新規導入……16
- Ⅲ．在宅医療での継続的リハビリテーション……16
  - a．在宅生活の中で生活機能を維持・向上させる……16
- Ⅳ．身体疾患などで入院しADL低下したときの入院・退院援助と在宅再導入……17
  - a．「退院前の自宅訪問」と「自宅に準備するもの」……17
  - b．病院・在宅スタッフとの「退院前合同カンファレンス」で在宅生活のイメージを本人や家族と創る……19
- Ⅴ．在宅で生活機能低下をきたしたときのブースター入院……20
- Ⅵ．在宅はチームで支援する……21

4章　在宅リハビリテーションのための実践的なチームづくり……井上　弘子　22

- Ⅰ．チームをつくる……22
  - a．チームはあるのか，つくるのか……22
  - b．今いるメンバーから考える……22
  - c．問題領域と専門職・専門機関……23
  - d．行政機関，相談機関の積極的活用……23
- Ⅱ．チームを動かす……24
  - a．専門職の連携……24
  - b．互いの守備範囲を理解する……24
  - c．「困難ケース」を支えるには……24
- Ⅲ．陥りやすい諸問題……25
  - a．スーパードクターは必要か……25
  - b．リハビリテーションはリハ専門職・専門機関が行うものか……26

- c. 医療リハビリテーションと介護リハビリテーション ･････････････････････ 26
- d. 方針共有のない「連携」 ･･･ 27

5章　生活機能と障害をチームで評価する ･･････････鴨下　博　28

- Ⅰ. 患者の全体像を共有する ･･･ 28
- Ⅱ. バリアフリー ･･･ 29
- Ⅲ. 心身機能・身体構造をみる ･･･ 30
- Ⅳ. 生活機能と障害を評価する ･･･ 31
- Ⅴ. 活動，参加，環境をみる ･･･ 37

6章　目標（ゴール）をどう立てるか ･････････････新藤　直子　39

- Ⅰ. 本人の希望を聴き取る ･･･ 39
- Ⅱ. 診断と病歴を把握する ･･･ 40
- Ⅲ. 所見をとる ･･･ 41
- Ⅳ. 住環境をみる ･･･ 43
- Ⅴ. 予後を予測する ･･･ 43
- Ⅵ. 優先順位をつける ･･･ 44
- Ⅶ. 短期目標と長期目標 ･･･ 45

7章　在宅医療で必要なリハビリテーションの評価とテクニック ･････････････････････････････････田中久美子　48

- Ⅰ. 全身状態と心身の活動能力をいかに維持・管理するか ･････････････････････ 48
- Ⅱ. 姿勢管理 ･･･ 49
  - a. なぜ姿勢を管理することが大切か ･･･････････････････････････････････ 49
  - b. 姿勢の持つ意味 ･･･ 49
  - c. 悪い姿勢に伴う問題点 ･･･ 50
  - d. 基本姿勢（臥位・座位）を評価する視点を持つ ･････････････････････････ 50
  - e. 姿勢管理のテクニック（ポジショニング） ･････････････････････････････ 53

- Ⅲ．正常な動作を介護に生かす　　61
  - a．不適切な介護とその有害性　　61
  - b．介護における正常動作の援用　　62
- Ⅳ．効率的な動作を基本とする介助テクニック　　63
  - a．正常な動作と介助方法（ベッド上仰臥位）　　64
    1) 寝返り動作　　64
    2) 横移動　　66
    3) 上方への移動　　68
    4) 下方への移動　　70
    5) 起き上がり　　71
    6) 立ち上がり　　74
    7) 車いすへの移乗　　76
  - b．ADL の組み立て　　78

8章　ADL と生活の質を高める住環境整備　　田中久美子　80

- Ⅰ．住環境整備で生活の質が変わる　　80
  - a．住環境整備の位置づけと意義　　80
  - b．住環境整備（住宅改修と福祉機器）の導入と評価ポイント　　82
- Ⅱ．福祉機器導入の意義　　85
  - a．福祉機器の選び方と使い方　　85
  - b．安楽に眠る・ベッド上の動きを助けるためのモノ選び：マットレス　　86
  - c．安全に寝起きするためのモノ選び：ベッドとその周辺用具　　89
  - d．ベッドから離床するためのモノ選び：ベッド上での移動・移乗用具　　93
  - e．座位活動のためのモノ選び：車いす・いす　　95
  - f．ADL の自立支援を促すモノ選び：自助具など　　100
  - g．移動し活動するためのモノ選び：歩行補助用具　　122
  - h．生活の拡大：「福祉車両」と称される自動車　　123
  - i．コミュニケーションを支援するモノ選び　　125
- Ⅲ．モチベーションを引き出す　　126

9章　疾患別・状態別の
　　　リハビリテーション・プログラム例 ……………………… 127

A. 脳血管障害 …………………………………………… 山口　明　127
　Ⅰ. 脳血管障害（脳卒中）医療連携をめぐって …………………… 127
　Ⅱ. 脳卒中リハの到達点 ……………………………………………… 127
　Ⅲ. いよいよ脳卒中患者のお宅を訪問する ………………………… 128
　　　a. 具体的診察は ………………………………………………… 129
　　　b. リハ診察の手順（MATRIX GRAPE）…………………… 129
　　　c. 訪問リハ処方 ………………………………………………… 132
B. 骨折と運動器疾患 ……………………………………… 北西史直　135
　Ⅰ. 大腿骨近位部骨折 ………………………………………………… 135
　Ⅱ. 変形性膝関節症 …………………………………………………… 136
　Ⅲ. 腰部脊柱管狭窄症 ………………………………………………… 136
　Ⅳ. 関節リウマチ ……………………………………………………… 137
C. 廃用症候群 …………………………………………… 新藤直子　140
　Ⅰ. 廃用症候群の定義 ………………………………………………… 140
　Ⅱ. 廃用症候群の障害学的特徴と「悪循環」……………………… 140
　Ⅲ.「寝たきり」でなくても進行する廃用症候群 ………………… 140
D. 認知症 ………………………………………………… 鴨下　博　145
　Ⅰ. 早期介入 …………………………………………………………… 145
　　　a. 早期介入 ……………………………………………………… 145
　　　b. 軽度認知障害 ………………………………………………… 145
　　　c. 診断 …………………………………………………………… 146
　Ⅱ. リハビリテーション ……………………………………………… 147
　　　a. 認知リハビリテーション …………………………………… 147
　　　b. 運動療法 ……………………………………………………… 148
　　　c. 廃用予防 ……………………………………………………… 148
　Ⅲ. 高度の認知症，終末期の認知症に対するケア ………………… 151
E. 高次脳機能障害 ……………………………………… 鴨下　博　153
　Ⅰ. 高次脳機能障害 …………………………………………………… 153
　　　a. 記憶障害 ……………………………………………………… 153

b. 注意障害	153
c. 遂行機能障害	154
Ⅱ. リハビリテーション	154
a. 医学的リハビリテーション	154
b. 地域リハビリテーション	155
Ⅲ. 社会制度	157
F. 虚血性心疾患　　　　　　　　　　　　　　牧田　茂	160
Ⅰ. 発症からリハビリテーションの流れ	160
Ⅱ. 運動療法処方	160
Ⅲ. 生活指導	161
G. 呼吸器疾患　　　　　　　　　　　　　　新藤直子	166
Ⅰ. 在宅における呼吸器疾患	166
Ⅱ. COPDを中心とした包括的呼吸リハビリテーション	167
Ⅲ. 在宅酸素療法と在宅人工呼吸療法	168
Ⅳ. 呼吸不全患者の栄養障害	169
H. 神経難病　　　　　　　　　　　　　　　山口　明	171
Ⅰ. パーキンソン病	171
Ⅱ. 脊髄小脳変性症	173
Ⅲ. 運動ニューロン疾患（特に，筋萎縮性側索硬化症）	176
a. 在宅医療の課題	177
b. リハビリテーション	178
I. 排尿障害　　　　　　　　　　　　　　　新藤直子	181
Ⅰ. 排尿障害の分類	181
Ⅱ. 排尿障害の治療	182
a. 薬物療法	182
b. 排尿補助具の併用	184

10章　リハビリテーションを支援する機関や制度をどう活用するか ……… 186

ケース1　伝い歩き可能で回復期リハ病棟から自宅退院し，在宅ケアプランにつないだ一例　　　　　　　　　　　　　井上弘子　186

コラム1	外来リハ(医療保険)と通所リハ・通所介護(介護保険)		
	……………………………………………………井上弘子		*190*
コラム2	老人保健施設……………………………………井上弘子		*190*

ケース2　両片麻痺，間欠リハ入院により歩行を再獲得した一例……山口　明　*191*

コラム3	入院リハビリテーション施設………………………山口　明		*192*
コラム4	訪問リハビリテーション………………………藤井博之		*193*
コラム5	作業所………………………………………………山口　明		*193*

**ケース3　寝たきり状態から訪問リハ・間欠リハ入院で，通所介護につないだ
　　　　　一例**………………………………………………………藤井博之　*194*

コラム6	介護保険での訪問リハに関する加算……………藤井博之		*196*
コラム7	介護支援事業所(ケアマネジャー)………………藤井博之		*197*
コラム8	地域包括支援センター……………………………藤井博之		*197*

ケース4　在宅リハで補助器具支援・住宅改修を実施した一例………藤井博之　*198*

コラム9	介護実習普及センター……………………………藤井博之		*201*
コラム10	障害者支援施設……………………………………藤井博之		*201*
コラム11	身体障害者更生相談所……………………………藤井博之		*201*
コラム12	障害者職業センター………………………………藤井博之		*201*
コラム13	身体障害者手帳と特別障害者手当………………藤井博之		*201*
コラム14	特定疾患治療研究事業……………………………藤井博之		*201*

INDEX……………………………………………………………………………*203*

1 在宅診療医こそ使える リハビリテーション医療を

　在宅診療に取り組む医師が，リハビリテーション（以下リハ）医療の担い手になることには，必然性と可能性がある．

　専門医の訓練や経験がないと身につけるのが難しいことも多い．しかし，在宅医療や家庭医療に携わる医師がすぐに使える内容も沢山ある．これを機に，専門的なリハ医のキャリアに進まれる方が増えることも，密かに期待している．

Ⅰ．リハビリテーションは在宅医療の必須要件

a．医師としてなにができるか

　往診時，特に安定した患者の診療内容はシンプルになりやすい．診断治療にこだわる臨床医の中には，やや物足りないむきもあろう．

　ところが，リハ医療の視点でみると，患者に継続的に関わる在宅医療は，働きかけの機会に満ちている．

　運動不足や知的・精神的活動の低下，役割や生き甲斐の喪失，四肢体幹の筋力低下・拘縮，褥瘡，誤嚥性肺炎，抑うつなどの二次的障害を防ぎ，活き活きした暮らしを取り戻すよう，アドバイスや理学療法・作業療法・言語聴覚療法，補助器具や環境調整などで援助するのが，リハ医療である．

　通院困難な慢性期の患者を継続して診療する在宅診療医にとって，これらが有用なことは間違いない．

b．リハ診療でできること

　在宅医療で，リハ医療のノウハウを活用するとどんなことが可能になるのか？（表1-1）

　限られた往診時間で，すべてを医師一人でできるわけではない．PT・OT・STなどリハ施設で働く職種を含む数多くの職種・事業所が協働する必要がある．

　患者の病状や体力，栄養状態を把握し，チーム全体を励ますことは，医師ならではの役割になるが，リハ医療の知識は医師の役割をさらに増やす．

1. 在宅診療医こそ使えるリハビリテーション医療を

表 1-1. 在宅医療におけるリハ診療の可能性

- 一日中ベッドに寝ている人に，実は起きられると伝える
- 腰掛けられるけれど，すぐに横になりたがる人に，長く座っている方法を提案する
- 腰掛けられる人が，安全に離床できる方法を考える
- 褥瘡ができない/治る方法を考える
- 運動不足を防ぐ方法を，心身の状態と環境に合わせてアドバイスする
- 誤嚥を防ぐための，身体・姿勢・環境・ケア方法をアドバイスする
- 転ばない/怪我をしない方法をアドバイスする
- 用事や楽しみで外出する方法をアドバイスする
- 長期にわたって回復が続く患者を，その段階に沿って援助する
- 長期にわたって機能が低下していく方の，残っている力を引き出し続ける
- 人生を閉じようとする方が，最期まで安全・安楽に，役目を果たせるように援助する
- ケアマネジャーや訪問看護，訪問リハ事業所に，積極的に情報提供する

Ⅱ. 在宅医療で，いまこそリハ診療を

a. クローズアップされる在宅リハ

2000年，二つの制度がリハに注目を集め，在宅リハへの期待を高めた．

一つは回復期リハ病棟．急性期病棟での加療後の受け皿として，集中的な入院リハが位置づいた．後述する弱点はあるが，介護の前にリハ医療を行う「リハ前置主義」が制度化され，退院後のリハへの期待も潜在的に高めた．

二つめは介護保険制度である．在宅介護の基盤が拡充され，通所リハ・訪問リハがケアプランに位置づく契機になった．ただ，リハの量と質は不十分で，医療保険と介護保険でのリハの併用が禁止されるなど，制度の隙間や制約は多い[*1)]．

b. リハの急性期・回復期・維持期，そして終末期

リハ医療は，急性期・回復期・生活期（維持期）[*2)]・終末期に区分されている．

「急性期」は，安静による筋力低下や皮膚障害（褥瘡）が数時間〜数日で進行する．診断直後からリハを始める必要があるが，その充実はこれからの課題である．

「回復期」には，筋力や麻痺，意識障害などの機能回復が進み，ADLが改善する時期とされる．患者と家族にとって，病気と障害による精神的衝撃，生活や仕事への復帰や介護の困難さによる不安や葛藤など，混乱期でもある[*3)]．身辺動作がある程度自立すると，回復期リハ病棟は退院となるが，この時点では当事者の抱える混乱の多くは解消されていない．

注意が必要なのは，回復期リハ病棟からの退院イコール生活期（維持期）ではないことである．例えば脳血管障害による片麻痺の患者では，歩行など移動は週単位，上肢機能の回復や利き手交換は月単位，失語症や視空間失認などの高次脳機能障害は半年～年単位で回復が進む．

　生活期（維持期）の課題は多様で複雑である．仮に機能の回復はなくとも，活動の改善，社会参加の拡大は続く．諦めていた家庭内の役割，外出，仕事や交際，遊びなど，希望をつかみ直し挑戦が続く．一方，動かない部分とその周囲に廃用が進む（廃用症候群），動く部分がそれを代償して酷使され損傷を受ける（過用症候群，誤用症候群）可能性もある．活動や参加で誤用・過用が促進される場合もある．原因疾患の再発予防も重要である．

　家族・周囲と患者の関係性も変化し，障害やそれによる悩み，葛藤を理解し，支え合っていくことも課題である．

　「終末期」すなわち生涯の締めくくりの時期も，排泄の始末，食べること，意思の伝達など，最期まで尊厳を保つための課題は多い．

　在宅診療医は，この長い過程を患者の挑戦に伴走する．リハ診療の担い手となるよう期待する所以である．

c. 求められる地域総合リハ

　在宅リハは，狭い意味のリハ医療にとどまらず，総合リハ・地域リハの土台となる．

　総合リハとはなにか．リハには四つの分野（医学，職業，教育，社会）があり，独自の歴史的背景をもつ．それぞれが相互理解と協力を進め，統合に向けて進む過程にあるといわれる[4]．1960年代から各地に設立された総合リハビリテーションセンターには，四分野の事業が併設されている[5]．

　今日，複数の疾患を抱え，精神・身体・臓器にまたがる重複障害とともに生活する人は珍しくない．子育て，虐待，介護，過労，リストラ，いじめ，貧困など家庭や職場，学校で多重問題を抱えるケースも多い．分野をまたいだ総合リハの必要性が増加している．

　地域リハ（表1-2）を展開するには，総合リハの資源を生活に密着した圏域で確保し，協働するチームを組織する必要がある．

表 1-2. 地域リハビリテーションの定義

地域リハビリテーションとは，障害のある人々や高齢者およびその家族が住み慣れたところで，そこに住む人々とともに，一生安全に，いきいきとした生活が送れるよう，医療や保健，福祉及び生活にかかわるあらゆる人々や機関・組織がリハビリテーションの立場から協力し合って行う活動のすべてを言う（日本リハビリテーション病院・施設協会[*6]）

III. 在宅リハあってこそ地域リハ

a. 出発点としての在宅生活と在宅リハ

「住み慣れた地域で暮らす」とは，衣食住などのセルフケアを行う，家庭や職場，地域社会で役割を果たす，自由な外出，遊びや娯楽，知人・友人との交際などを意味する．その土台は，在宅生活にある．在宅ケア，在宅医療，在宅リハは，地域リハの出発点といえよう．そして，在宅にとどまらず，希望を取り戻し育て，社会にリーチアウトするのが，地域リハの課題である．

b. 在宅診療医こそ地域リハ医

地域総合リハには，現状ではいくつもの制約がある．医療保険におけるリハ算定日数制限もその一つである．医療以外のリハ資源の量や制度の不備も大きい．

それでも総合リハは，医療・介護・障害者支援など使えるものは何でも利用し，地域の条件を考慮して，制度間で柔軟にカバーし合って進める事業・運動といえる．

在宅診療医は，長い経過継続してそこに関わるユニークな存在である．生活を目にしながら，長いスパンで人生を意識した関わりを続け，リハ支援に結びつける立場にある．

c. 在宅診療医が地域リハ医になるために

在宅診療医が，地域リハ医として活動するには，本書の各章で示すいくつかの知識が有用である．リハ医療の専門家からより詳しい情報を得ることも必要となる．

それ以上に，患者や家族の暮らしぶり，リハのニーズについて，回復期リハ病棟などをもつ病院・施設のスタッフに，積極的に情報を発信していただくことも重要な役割である．

制度の創設以来，リハ事業所は増加し，PT・OT・STなど大学・専門学校

で養成された新人が大量に配置された．その必然的な結果として，スタッフの多くは若く，経験が浅く，障害者の在宅生活についてはほとんど知らない．ベテランの職員でも，仕事のあり方が従来と激変し，どう適応するか苦労と葛藤を強いられ，若い職員の指導に困難を感じている者もいる．回復期リハ病棟で働く医師は，リハ科医は少数で，在宅を知らないことについては例外ではない．

　今後のリハ医療をリハたらしめるために，在宅診療医に期待される役割は大きいと言える．

注
* 1 藤井博之：地域リハビリテーションの現状と課題―発症から地域ケアまで．月刊地域リハビリテーション，4巻9号，2009年，三輪書店
* 2 数年前まで「維持期」という用語が一般的だったが，この時期の課題は機能や活動の「維持」だけではないということから，用語を見直す議論がされてきた．本書の執筆時点ではこの議論の最中であったが，最近では「生活期」という用語が定着してきた．
* 3 井上弘子：回復期の退院援助―その現状と課題．月刊地域リハビリテーション，4巻9号，2009年，三輪書店
* 4 上田敏：総合リハビリテーションの理念と課題．リハビリテーション研究1987年11月（第55号）p7～11，日本障害者リハビリテーション協会
* 5 例えば，兵庫県立総合リハビリテーションセンター（1969年設立）は，病院，救護施設，特別養護老人ホーム，職業能力開発施設，身体障害者授産施設，身体障害者更生施設，肢体不自由児療護施設，障害者スポーツ交流館，研究所，研修施設を擁する．また，横浜市総合リハビリテーションセンター（1987年開所）は，診療所，障害者支援施設，就労支援施設，補装具製作施設，福祉機器支援センター，知的障害児通園施設，肢体不自由児通園施設，難聴幼児通園施設，高次脳機能障害支援センターを有し，総合相談窓口がおかれている．
* 6 日本リハビリテーション病院・施設協会2001年10月24日　平成12年度第4回理事会にて承認　http://www.rehakyoh.jp/data01.php

（藤井博之）

2 在宅医がリハビリテーションに取り組むときに

Ⅰ．その人に適う生活を再建するのが先ず在宅リハビリテーションの目的

　地域に出てみると，多くの高齢者，障害を持たれた方，その家族に出会うことが多い．ある連携病院の先生から，「今度，Hさんが退院するから，フォロー宜しく頼む」と依頼され，まあクリニックから比較的近いし，昔一緒の職場で働いた同僚のお母さんでもあるので，とりあえず訪問した．

　比較的静かな住宅街の奥の平屋の一軒家で，よく整理された玄関を上がって，台所続きの寝室にお邪魔してHさんをみた．「右大腿骨頸部骨折術後，腰痛症，高血圧症，左三叉神経痛など」の病名をもつ86歳の独り暮らしであった．亜急性期リハビリテーション（以下リハ）を経由して在宅となったのであるが，まだ，自宅付近への屋外移動は確保されていなかった．

　夫が他界した後も十年余ずっと一人暮らしをしてきたし，本人もそれを望んでいること，木目込み人形や簡単な縫い仕事の教室（仲間）の良い付き合いもあるし，床屋とか酒屋とかが隣にあって親しい近所付き合いが在ることなど総合すると，この家で一人暮らしを快適に，活発に行えるよう，どう在宅生活を支えるかが彼女の第一義的なリハの課題でもあると考えられる．

　次に，予想される生活継続上のリスクを如何に減らすかである．

　一つは，「急性腰痛症」への対処，次に「三叉神経痛発作」への対処，その外，急に気分が悪くなった，転倒したなどの突発的な出来事への迅速な対応が欠かせない．なるべく，チームのうちの誰かが様子を伺える態勢をつくることが重要である．

Ⅱ．在宅リハビリテーションはどのように始まるか

a．急性期医療機関で，あるいは回復期リハ専門病棟で十分なリハが実施されて，さあ，在宅へとは単純にいかない場合がよくみられる

　Tさんは82歳，20代の頃に肺結核症を患い，酒問屋のおじさんの手配で何とかストマイを手に入れ九死に一生を得た．その後遺症から慢性気管支炎，肺気腫に移行，感冒などを契機に肺炎を併発しやすい．

　昨年の3月急性気管支肺炎で地域病院に入院，一週間点滴を受け臥床している間に，起き上がれなくなり，腰痛も起こして，在宅に戻ってきた．在宅後，間髪をいれず訪問PT，訪問鍼灸マッサージを導入，腰痛の治療（傍脊柱筋への局所麻酔ブロック，Trigger-proを用いての電気治療，薬物療法など）を併用しつつ，体幹筋の筋力強化，腸腰筋・ハムストリング筋などの伸長，腰椎関節・仙腸関節・股関節などの関節可動域訓練などを行う．

　4ヵ月後，休み休みであるが30，40分電車に乗り，新宿の映画館までどうしても見たい映画があるのでと一人で出かける冒険をした．肺炎で入院した病院でリハ科が充実し，ADL低下予防のプログラムを実施していればその後の寝たきりも予防できたかもしれないケースであった．

b．回復期リハの病棟で在院期間オーバーとされ在宅へ退院してくる例も少なくはない

　Mさんもその一人で，58歳の脳出血右重度片麻痺の女性であった．

　年末で家族が忘年会などで出払っている時に自宅で発作に見舞われた．夫が深夜帰宅するまで数時間，意識朦朧の状態で家の台所にうつ伏せのまま助けを求めていた．視床出血で救命的手術が行われ，回復期リハ病院に転院された．遷延性意識障害が長く続き，本格的回復期リハプログラムとなったのは春先であった．やっと車いす座位になったところで180日を告げられ，七夕の日に退院となった．

　麻痺は確かに重度で，感覚もゼロに近かったが，健側を鍛えれば十分に歩ける力は在るとみた．医療保険で訪問PTを週2日，1日3単位ずつ60分継続させることとした．屋内歩行（下肢装具＋四脚杖）が実用的になるまで約1年間を要した．恐らく，一日必要な単位数が認められれば数ヵ月で到達したであろう．

　比較的若年のケースでは特にそうであるが，急性期・回復期重度であっても

引き続き PT，OT などの訓練継続で，impairment 機能障害レベルだけでなく，activity 活動レベルでも大きな回復を見る場合が結構あるのである．

著者の訪問経験では訪問 PT 処方の約 3 分の 1，訪問全体の 15％に在宅後も徐々に機能回復を続けているケースが確かに存在する．重要なことは，急性期・回復期を経たからといって機械的に維持期として扱い，機能回復の余地があるのに見落としてはいけないという点である．

急性期・回復期・維持期と厚生労働省の作成した脳卒中対策の整理マップ以来，疾病の経過として用いられているが，リハの視点からすれば必ずしも機能や活動を維持するということだけが目標ではない．日常生活に適応し，生き生きとした活動を見いだし，生活の幅を拡大していくという，ある意味ではリハの最も重要な働きをなす時期ともいえるのである．

クリニックの経験では3年間で訪問延べ92例であったが，訪問 PT/OT 導入総数37例，うち機能的に回復過程にあったのは約3分の1強であった．先ず訪問時，前の病院（急性期，回復期）から「維持期を宜しく」とされていても，回復途上の場合や，生活を拡げていくようなリハのアプローチが重要な場合などがあり，このような例を放置しないことが肝要であろう．

c. 突発的なアクシデント時に迅速な医療・リハの対応が必要な場合は結構多い

次に対応する必要があるのは以下のようなグループである．

ある時，訪問マッサージの A 君から電話が入った．S さんが転んで 2〜3 日寝込んでいるという．彼女は 85 歳の左痙性片麻痺で漸く屋内歩行を維持している方であった．尻もちをついてちょっと腰が痛い程度で幸い骨折はなかった．ただ，不安感が強くなり装具をつけても足が出ない，転んだら起き上がれないという恐怖で動けないという状態であった．

未だに出張が多く夫不在の状況にあっては迅速な対応が必要とされる．勿論ヘルパーは来ているが，とりあえず，トイレ動作を可能とすることが要請される．訪問 PT を導入し，徹底した筋力強化，床からの立ち上がり訓練などに取り組むことになる．

比較的長く在宅訪問を続けていると，こうした例に遭遇することも稀ではない．例えば，83歳の男性，アルツハイマー病の方で，感冒を契機に寝込んでしまった．骨盤周辺筋の筋力低下などがみられ，訪問 PT 導入が必要だった．短期間入院・集中訓練も考えられたが，適当な施設もなく，在宅で落ち着いてい

る方には訪問PTも選択の一つであった.

また,別の例では,パーキンソン病(YahrⅢ)女性の方で,急性の腰痛をきたし,ベッドから起き上がれなくなってしまった時があった.この場合も頻回の訪問によるブロック注射や薬物治療,温熱療法に加え,訪問PT,訪問マッサージを導入した.

突発的な事態に必要なスタッフ訪問で迅速に対応する例も在宅医療ではしばしばみられる.もちろん,事態によっては地域の連携病院・施設に短期入院して対応したほうがよい場合もある.

d. 放っておくと徐々に機能低下するケースにはしばしば出会う

第三の在宅リハの導入が必要なグループは,放っておいたら確実に機能低下してしまいそうな在宅患者の場合である.いわゆる維持的訓練の導入を検討する.

当然のことであるが,このグループには認知障害をはじめ重度の障害例が多い.また,慢性腎不全による血液透析を行っているなど重大な合併症をもっている例も維持的訓練が継続して必要だと思われる.

Yさんは69歳の男性であるが,60を過ぎてから「うつ病」で入院通院を繰り返しているうちに脳梗塞を3回併発し,在宅でという本人・妻の希望で,居室も改造し,ベッドと車いすもいれて家に帰ってきた.麻痺は軽いが両片麻痺(double hemiparesis)で立位・歩行バランスが不良である.

当初ケアマネージャーはデイケアセンター通所をセットしたが本人がどうしても行きたがらない.かといって自宅でベッド臥床では確実に廃用性筋力低下は進んでいく.午前・午後とホームヘルパーをいれ,医療保険で訪問PT導入を決定した.

Ⅲ. 在宅医療と街づくり

在宅医が障害を持たれた方とともに地域社会の中で暮らすとき,市民として当たり前に生活するためには様々な改革をする必要に迫られる.

平成10年に厚生労働省の地域リハビリテーション支援推進事業として始められた都道府県単位の「リハビリテーション協議会」および概ね二次医療圏ごとの「地域リハビリテーション広域支援センター」が全国で何らかの地域活動を展開している.

平成20年現在,全国の二次医療圏368か所中269(7割)の地域でリハ広域

支援センターが都道府県によって指定されているので，ここを中心に地域改革に取り組むという視点も重要となる．

多くの地域ではセンターに指定された箇所の呼びかけで「地域で働くPT，OT，STなどのリハスタッフの顔のみえる関係づくり」や「実技を含めたリハに関する各種研修会」，「事例検討会」などが行われており，地域在宅医がリハに取り組むときこれらにアクセスすると便利であろう．

また，地域リハ広域支援センターは圏内で医師会をはじめ，病院や老健施設などで働くPT，OT，ST，SW，社会福祉協議会，保健所，行政担当者などで構成する連絡会づくりに力を注いでいるところが多いので，地域在宅医の先生には積極的に参加されることが望まれる．（最寄りの地域リハ広域支援センターの情報は，現在「全国地域リハビリテーション支援事業連絡協議会」（米満弘之代表：〒860-8518 熊本市山室6-8-1 熊本機能病院 Tel 096-345-8111）で把握されていますので，お問い合わせの上，地域活動にご参加ください．）

Ⅳ．リハ患者データバンクの活用

今後の医療の展望として，key wordに「医療とケアの継続性」が指摘されている．「5疾患4事業と医療連携」の重点項目にも「脳卒中」の急性期−回復期−慢性期医療の継続性があがっており，とりわけリハがその要となることは疑いない．

脳卒中については急性期−回復期の治療のガイドラインも示されて，リハの有効性の検証でも着々と多施設大規模データベース（DB）の研究成果が発表されてきている．

平成17年度よりリハデータバンク構築を柱とする研究班が研究を進めてきており，脳卒中や骨折のリハなど主なものは平成21年度より日本リハ医学会に引き継がれた．リハDBにはリハ医学会またはリハDB研究班のホームページよりアクセスできる．

脳卒中急性期ではすでに3万例，脳卒中リハでは5千例の集積がされており，今後，在宅生活においてもリハの継続性が有効で，必要性が認められるケースは少なくはないので，慢性期データの蓄積によって科学的根拠を示すことが意味をもつ時代がやってこよう．（**表2-1**に慢性：在宅期のリハDB評価表を示す）

参考文献

1) 全国地域リハビリテーション支援事業連絡協議会ホームページ
2) 山口　明，他：高齢者の地域リハビリテーション体制の構築に関する研究．厚生労働科学研究費補助金　長寿科学総合研究事業．平成18年度報告書．2007年3月．
3) 近藤克則，他：リハビリテーション患者データバンク（DB）の開発に関する研究．厚生労働科学研究費補助金　長寿科学総合研究事業．平成18年度報告書．2007年3月．
4) 山口　明，他：リハ患者データバンク（DB）における慢性期DBの開発の研究．厚生労働科学研究費補助金　長寿科学総合研究事業．平成18年度報告書．2007年3月．
5) 鴨下　博，他：慢性期リハビリテーションデータバンクの構築，入力項目，入力方法に関する研究．厚生労働科学研究費補助金　長寿科学総合研究事業．平成19年度～平成21年度　総括研究報告書．2010年3月．
6) 近藤克則，他：リハビリテーション患者データバンク（DB）の開発に関する研究．厚生労働科学研究費補助金　長寿科学総合研究事業．平成19年度～．平成21年度　総括研究報告書．2010年3月．

2. 在宅医がリハビリテーションに取り組むときに

表 2-1. 慢性期・在宅期のリハ DB

リハビリテーション患者 DB（慢性期）

医療機関・事業所名（　　　　　　　　　　　　　　　　　　）
初回記載日（　　　年　　　月　　　日　）
最終記載日（　　　年　　　月　　　日　）

整理番号			ふりがな	
生年月日	年　月　日		患者名	男　女
診断名	脳卒中（脳梗塞・脳出血・くも膜下出血），骨折（部位　　　　　　），骨関節（　　　　　　）神経難病（病名：　　　　　　）その他（　　　　　）			
発症年月日	年　月　日			
障害	左・右片マヒ　失語症　嚥下障害　その他（　　　　　）			

【認知症】

	認知症関連項目	初　回	半年後
1	意欲・発動性の低下	無　有	無　有
2	注意力の障害	無　有	無　有
3	日中傾眠・昼夜逆転	無　有	無　有
4	不穏・せん妄	無　有	無　有
5	暴言・暴力	無　有	無　有
6	リハビリ拒否	無　有	無　有

身体障害者手帳	無　有（　　　級）	
	初　回	半年後
介護保険	要支援（ 1, 2 ） 要介護（ 1, 2, 3, 4, 5 ）	要支援（ 1, 2 ） 要介護（ 1, 2, 3, 4, 5 ）
介護力 ※家族や友人などによる介護力（ヘルパーなど専門職は含めない）	1. 介護力ほとんどなし 2. 1と3の間 3. 常時，介護に専念できる者1人分に相当 4. 3と5の間 5. 常時，介護に専念できる者2人分以上に相当 6. その他 7. 不明	

【介護サービス】

	初　回		半年後	
デイケア	無　有（	回/週）	無　有（	回/週）
デイサービス	無　有（	回/週）	無　有（	回/週）
訪問リハ	無　有（	回/週）	無　有（	回/週）

評価日	障害高齢者の日常生活自立度							
初 回	自立	J1	J2	A1	A2	B1	B2	C1	C2
半年後	自立	J1	J2	A1	A2	B1	B2	C1	C2

評価日	認知症高齢者の日常生活自立度						
初 回	自立	Ⅰ	Ⅱa	Ⅱb	Ⅲa	Ⅲb	Ⅳ	M
半年後	自立	Ⅰ	Ⅱa	Ⅱb	Ⅲa	Ⅲb	Ⅳ	M

【m-Rankin Scale】

初 回	0	1	2	3	4	5
半年後	0	1	2	3	4	5

Grade 0：全く症状がない
Grade 1：症状はあるが特に問題となる障害はない
　　　　（通常の日常生活および活動は可能）
Grade 2：軽度の障害
　　　　（以前の活動は障害されているが，介助なしに自分のことが出来る）
Grade 3：中等度の障害
　　　　（何らかの介助を必要とするが介助なしに歩行可能）
Grade 4：比較的高度の障害
　　　　（歩行や日常生活に介助が必要）
Grade 5：高度の障害
　　　　（ベッド上生活，失禁，常に看護や注意必要）
Grade 6：死亡

【Barthel Index】

初　　回					半年後				
食事	10	5	0		食事	10	5	0	
移乗	15	10	5	0	移乗	15	10	5	0
整容	5	0			整容	5	0		
トイレ動作	10	5	0		トイレ動作	10	5	0	
入浴	5	0			入浴	5	0		
平地歩行	15	10	5	0	平地歩行	15	10	5	0
階段	10	5	0		階段	10	5	0	
更衣	10	5	0		更衣	10	5	0	
排便管理	10	5	0		排便管理	10	5	0	
排尿管理	10	5	0		排尿管理	10	5	0	

※　移乗の10は監視下，5は座れるが移れない．
※　平地歩行の10は歩行器使用，5は車イス操作が可能．

（山口　明）

3 在宅医がどうリハビリテーションに関与するか

Ⅰ．生活を支えるリハビリテーション

a. 在宅医療とリハビリテーション

在宅医療は「在宅生活を支える医療である」ことはいうまでもない．

この在宅生活の継続を支える重要な手法のひとつが，リハビリテーション（以下リハ）といえる．極言すれば，在宅医療のあらゆる局面でリハが有効性を発揮すると言っても過言ではない．在宅医がリハ的支援方法を習得することは理想であるが，必ずしも容易ではない．在宅医は，むしろリハの特性を知りつつ専門スタッフとの連携方法を学び有効な連携をつくっていくことで，在宅医療は患者を支えるより有力な手段となるであろう．

b. 在宅生活を継続的に支えるために

「在宅生活の継続が困難になる」場合には様々な要因がある．

例えば，疾患の悪化のみならず，認知機能低下やADL低下などによって，介助量が増大した時などがある．もちろん"家族の疾病"や，"抜き差しならない生活上の事情"もリスクである．

リハでは，これら「在宅生活の継続困難」原因を明らかにする目的で，機能構造・活動・環境などの評価を行い，リハプログラムを立案し，生活の立て直しを図る．

「訪問リハ」の実際の過程では，「評価とアプローチは表裏一体」であり，評価しプランを立て働きかけをし，効果が上がればそのアプローチを続行する．効果が不十分と評価した場合は新たなアプローチを検討する．在宅生活で新たな問題が発生した時は速やかな判断と行動が要求され，これを満たしてこそ在宅生活の継続が守られる．なお医師は，全体を見極めタイムリーな時期に在宅で働く理学療法士（PT）・作業療法士（OT）・言語聴覚士（ST）に「訪問リハ」の指示を伝えることで，これを後押ししたい．在宅リハスタッフは，狭義のリハとしての運動機能の改善のみに終始せず，在宅医療従事者として生活の基

盤づくりの視点を持ちつつ機能を生活に反映させていく実践力を期待したい．よって医師からも，一定の医学的評価，生活全体を見通した援助構築についても依頼しておくことがポイントとなろう．このような基本的能力を医師から求められることは，在宅リハスタッフの「在宅生活継続のための総合的評価の視点」を育てることに繋がると言えよう．

c. リハビリテーションスタッフとの連携とその養成

在宅医は，「連携を通してリハスタッフから学ぶ」とともに，「連携を通してリハスタッフを養成」する視点を持ち，さらに地域リハ理念啓発の一助を担う役割を果たしたい．

地域リハ理念とは，「生活自立障害者」を支える地域づくりでもある．リハスタッフに求めた「総合的評価」ができる在宅支援リハスタッフを地域で養成することが，地域づくりを進展させることにもなろう．

「総合的評価」能力とは，専門的なリハ評価に加え，在宅継続を阻害する問題点を予測でき，発見し対応できる能力と捉えることができよう．そのようなリハスタッフであれば，一定の病院受診や入院の必要性の判断，必要に応じた訓練の追加と住環境の再整備，介護者への無理のない動作介助指導も可能である．場合によっては，家族休養のためのレスパイト入院や施設入所の提案も助言できよう．すなわち「生活を総合的に組み立て」質の高い在宅生活を実現するプロセスを提案できるリハスタッフの養成と在宅へのリハの関わりを要請することに，在宅医の重要な使命があると言える．

ここで注意しておくべき点は，リハスタッフの個人的な能力に頼りすぎることによるリスクの発生である．残念ながら，すべてのリハスタッフが医学的な管理を含めた総合的な評価能力を獲得しているとは限らない．リハスタッフの能力不足は，ときに，在宅医療における様々な問題の発見を遅らせる．その場合，新たな支援を行っても回復が遅れ，在宅生活継続が難しくなることもある．この意味で，在宅医は，現場で生じている問題をリアルタイムに把握し，早期から種々の専門スタッフが介入し「生活の総合的な組み立て」を協働して取り組める話し合いの場を提供したい．そのことはリハスタッフ個人の能力が招くリスクを回避するだけでなく，各スタッフの専門性を引きだし，より高い生活目標の到達にも繋がる．

Ⅱ. 退院からの在宅新規導入

　病院から退院する際，病院側と様々な情報交換を終えても，実際に自宅生活へ移行するとなると，本人・家族はもちろん，在宅支援者は種々の不安を持つ．特に，新しい生活設定を取り入れたが，本人のADLが低い，あるいは介護力が弱い場合は，退院直後に種々の問題が起こりやすい．在宅医はこの時期に，週2回以上在宅に伺う「短期集中訪問リハ」などを導入し，この時期を首尾よく乗り切ることを検討したい．このような円滑な在宅移行が，在宅生活の再構築にとっては重要なポイントになる．

　また，重度障害を残し退院する患者では，特に「全身状態と身体能力管理」が在宅生活の継続の「カギ」となるケースも多い．そのような事例でも退院と同時に，「訪問リハ」を導入し，「全身状態と身体能力管理」の継続を図りたい．

Ⅲ. 在宅医療での継続的リハビリテーション

a. 在宅生活の中で生活機能を維持・向上させる
1) 些細な変化を見逃さない

　在宅現場では，「リハスタッフによる身体能力管理」に加えて「医師・看護師が行う医療的管理」が可能であれば，在宅生活を継続できる事例を多く経験する．管理していく上で重要なサインとなる「身体変化」は，ほとんどが生活上で起こり，身近に関わる支援者たちが初めに気づくことになる．在宅スタッフが些細な変化を危険因子と判断でき，本人・家族から詳細に変化を聴取し，医療職やケアマネジャー（以下ケアマネと略す）に伝えることを習慣づけてもらいたい．そのことで急激な身体機能の変化はもちろん，徐々におこる種々の変化にも早期に対応できるようになるからである．

　医療従事者側も在宅スタッフに向け，その後の患者情報を知らせ共に支援していく姿勢を見せて行きたいものである．その積み重ねが在宅スタッフと医療従事者との間に存在する垣根を取り除き，"シームレスな地域ケア体制づくり"を後押しするであろう．

2) 随時リハビリテーションプログラムを変更していく必要性

　一度獲得した機能や能力は，「設定されたADL」を日常的に繰り返すだけで維持できると思われがちである．しかし，疾病や障害を持つ「生活自立障害者」は，日々身体状況の変化を伴っていると意識しておくべきである．

在宅医は変化に随時対応しつつ，リハプログラムを修正し「在宅生活の継続」を保証する手段を模索していく．診療の際に気づく様々な身体状況の変化はリハスタッフに伝え，ADLの低下を招かないプランを組み立てるように指示をしておく．リハスタッフ側でも，漠然と定期的な評価をせず，ADL設定を随時見直すことに努めるべきである．つまり身体機能評価及びADL評価は，定期的に行うことを基本としてリハ依頼をしておくべきであろう．よって依頼内容は，身体機能の維持・向上訓練等のリハに終始せず，生活の総合的課題に対応するリハプラン指示を盛り込んでおく．さらにリハスタッフへ定期的な「現状報告」を紙面で上げることも依頼しておく．その他の支援者からの情報をこれに加味し，総合的な評価を行い生活の継続性を担保していく．

3）生活全体で自立支援を

　上述したように，生活活動全般に渡る動作を分析し，潜在する能力を見極めることが「リハ評価」であり，「実際のADL獲得」に繋げてこそ本来のリハの意味を成す．どのような条件が整えば「容易でかつ可能なADLとして組み立てられるか」を検討し，ADLの獲得を目指しアプローチを提案することになる．

　具体的なアプローチとしては，運動機能向上訓練，「過剰な努力を伴わない動作の指導」や「住環境整備（住宅改修・福祉機器の導入）」などである．このように，「機能に着目し組み立てられた無理のない動作」を日常生活の中で反復できてこそ，生活場面が自然に訓練の場となり，機能改善と活動性の向上に繋がる．このことが「日々の生活がリハ」と言える由縁であり，結果自立支援に繋がりさらに高いQOLを獲得できるのである．

　まとめると，「自立支援」を促すリハアプローチの視点を在宅生活に取り入れることが「在宅生活継続のカギ」と言えよう．

Ⅳ．身体疾患などで入院しADL低下したときの入院・退院援助と在宅再導入

a．「退院前の自宅訪問」と「自宅に準備するもの」

　自宅復帰を勧められたとき，家族が最も心配することは，自宅での種々の医療処置や「患者が一人で危険なく自宅で過ごせるか」である．本人・家族から見て危険を伴うと判断された行為が存在すると不安を抱き，本人の「帰りたい」，家族の「帰ってきてほしい」という本心とは裏腹に，自宅退院を拒否する場合

1) 在宅生活継続の制限要因としての医療行為と24時間の拘束

具体的には，吸引，インスリン注射，胃瘻による経管栄養の処置，ストマのパウチ交換などの医療行為であり，医療者側の想像を超えて家族の心身の負担になる．医療行為の難しさだけでなく，それらは家族や訪問看護師でなければできず，家族が時間的拘束を強いられるからである．

また，見守りや介護を必要とする徘徊や排泄行為など，24時間にわたり突発的に発生しうる問題も，同様に重大な阻害因子となる．これらはいつ発生するのか簡単に予測がつかず，問題が発生しても家族以外の支援をタイムリーに導入できず，家族が拘束されるからである．したがって，発生してしまうと在宅ケアの継続を一挙に困難にする．

これら退院時に発生する問題は，在宅生活継続中においても同様に在宅の妨げとなる課題であり，今後も在宅を支援していく上で重要な評価ポイントになるので注意しておきたい．

2) 退院前にできるかぎり問題点を吸収し，解決しておく

退院前に，「いかに医療的処置や排泄行為を自立させるか」「いかに介護職の支援等でそれらを可能にするか」など，きめ細やかな対応が自宅復帰のテーマとなろう．

病院と在宅側が協働して自宅復帰の妨げとなる要因を，退院までにできる限り解決しておきたい．そのためには入院の時点から，自宅環境を含めた生活情報を，在宅側から病院側に伝えておくことが理想である．このような在宅生活継続の条件に関しては，ケアマネが中心となり入院時に病院側に提供する．医療的問題に関しても，生活場面で管理するための課題を，在宅医から病院医師に向け情報提供をしておく．入院により新たな医療的行為が発生したまま退院になる場合には，病院医師から在宅医へ在宅生活に則した情報提供が行われれば在宅生活への移行が円滑に進むであろう．

また病院側も医療相談員（以下MSWと略す）が中心となり，在宅から得た生活状況を早急に病院スタッフに伝達することを心がけたい．自宅退院に向けて住環境調整が必要と判断すれば，「退院前家庭訪問」がリハスタッフにより施行できる．これは在宅の情報収集の方法として有効であり，「退院前家庭訪問指導料」に基づきリハスタッフが入院中に1回のみ算定できる．医師は自宅復帰者において全例で「退院前家庭訪問」の実施を検討しておきたい．在宅側

でも病院スタッフが家庭訪問を行う際には，同行できるように日程調整を心がけておく．この時ケアマネが参加することには特に意義があると言えよう．ケアマネが課題と感じていた点と病院スタッフがとらえた課題を照らし合わせて，解決策を検討できるからである．

　また訪問時には可能な限り本人も同行し，自宅で本人が「実際に行うADL」をリハスタッフが評価することも重要である．自宅で動作を行うことで，本人・家族と在宅スタッフが生活のイメージを描け，退院後の在宅生活支援のプランを具体化でき，退院後の在宅生活への不安が払拭される．

b．病院・在宅スタッフとの「退院前合同カンファレンス」で在宅生活のイメージを本人や家族と創る

　課題を抱えたまま病院から自宅復帰する際には，退院前カンファレンスを開催しておくことが望ましい．「退院前合同カンファレンス」の場では，在宅生活を支える要となる「医療管理」と「環境整備すべき点」や「在宅生活場面で行う具体的ADL」などを，本人・家族や在宅支援者が，病院スタッフから入手する場となる．また，病院と在宅支援者の「顔が見える」自然な関係づくりにも役立つ．

　カンファレンスの本来の目的は，疾患を抱えながらも安心して生活できるイメージを，本人・家族や在宅支援者が具体的に描き，最終的な「生活目標」を設定することにある．

　さらに在宅支援サービス内容が，カンファレンスの場で詳細に練られ決定される．自宅に帰ると適切に実行されないこともまれではない．これは，病院側が在宅生活をうまくイメージできず，退院前指導が現実の在宅生活には適切ではなかったために生じることも多い．一方で，在宅スタッフ側の情報共有不足による場合も少なくない．

　重度介助者では，退院して1日から3日で基本的な問題が発生する．在宅医療スタッフ及び病院側スタッフはこの期間を注意深く評価し，不足した部分を補う次のプランを随時提供していきたい．その過程から支援体制の良し悪しを判断することができ，その学びを通じてより円滑な在宅生活への移行を支援できるようになる．

　具体的な対応例では，統一したケアを実行するために，病院側の情報提供の仕方をより解りやすく記載しておく．また在宅側も支援者らが確認しやすい場所へ，提案されたケア内容を掲示するなどのきめ細かい対応を心がけておく．

Ⅴ. 在宅で生活機能低下をきたしたときの ブースター入院

　在宅医療現場では，しだいにADLが改善していく方もある反面，しだいに身体能力が低下していく方も少なくない．このような方において，「再度のリハビリテーション」が有効な場合もある．もちろんこのような場合では，老衰による機能低下を配慮する必要があるが，どちらが原因にしろ，再度の入院による「集中リハ」がADLの回復をもたらす事例は珍しくない．

　したがって，在宅生活において医師が，「身体機能低下によるADLの低下」と判断すれば，在宅での生活の立て直しとは別に，「入院による集中的なリハアプローチ」を取り入れることが可能である．機能向上訓練や，再度の住環境調整などの方法で早期にADLを取り戻す対応を「ブースター入院」と筆者は呼んでいる．在宅医療生活中に生じる身体機能低下によるADLの低下に対しては，このような入院を一度は検討するとよい．

　また入院を検討する時は，地域連携室などのMSWを窓口として利用しておけば，情報交換の継続性が生まれる．在宅医は入院依頼の際に，地域連携室を通じて，「入院を余儀なくされた理由」と「退院する為にクリアしてほしい課題」などを早期に病院側へ伝えておく．これらの情報は，早々に入院時カンファレンスなどの場で，病院スタッフ全体に伝えられることが理想である．そうすれば病院スタッフは患者の「在宅での生活状況」を常に意識しながらアプローチを検討できる．したがって，在宅にむけた共通の目標を立てるのは，入院後ではなく「入院時」でなければならない．こうして在宅と病院スタッフ間で「在宅療養に関する情報」共有が円滑に運べば，身体機能改善とともに在宅で必要とされる「ADL設定」が順調に進むであろう．

　このことからも情報は相互に行き来するべきであり，当然在宅スタッフ側からも，「入院中の目標到達状況」を病院から入手することが望ましい．相互のスタッフが情報共有を重ね，退院に必要な条件は入院中に確実にクリアしていきたい．その場合のアプローチは，在宅医療現場で用いられる方法と同様である．例えば，「身体機能の向上訓練」や，「現機能でのADL自立に向けた新たな動作の組み立て」や「介助者への無理のない介助方法の指導」，「福祉機器や住宅改修による住環境の再整備」などが挙げられる．このような具体的な取り組みがあってこそ，在宅復帰への円滑な流れを後押しする．

Ⅵ. 在宅はチームで支援する

　「自宅へ帰りたい」「帰したい方がいます」の一言を誰かが投げかけるだけで，所属機関の垣根を越えた在宅支援チームが生まれ，「生活自立障害」を抱えたままでも自宅復帰ができる可能性が生まれる．自宅復帰後も，「生活自立障害」を抱えながら，地域で暮らしていける「カギ」は，「当事者の問題」と「当事者を取り巻く環境」との二つであろう．当事者の問題では，大きく医療管理と身体機能管理の二点が挙げられる．一方，本人を取り巻く環境では，地域の社会資源であるヒト（支援者）・モノ（住宅・福祉機器）・システム（支援体制）の成熟度で左右される．総合すると「当事者が医療的・身体的障害を抱えつつも暮らしていける地域環境づくり」が在宅療養の「カギ」を握ると言えよう．中でも，疾病や障害を抱えたときに当事者の問題にまず関わる病院，生活の場を提供する施設，在宅医療・介護スタッフ，地域住民などの「支援者」が，重要な因子となる．

　これら「支援者」は，在宅・病院外来・施設入所・病院のいずれかの立場で「生活自立障害者」と出会うことになろう．どの立場で関わりを持とうとも，生活の質を阻害する因子は共通であり，それらを見極める視点と支援者として取るべき行動は同様である．つまり適切な「ヒト」と連携し共通の目標を持ち共有してこそ，各専門職に課せられた役割をしっかりと発揮することができよう．こうした「支援者」らの繋がりから，「質の高いチーム医療」が生まれる．この「チーム医療の継続性」が，地域で暮らせるか否かを決定づけていくと言えよう．

　改めてリハ本来の理念を考えると，「自分らしい生活への再生」をベースとし，「生活自立障害を持ちながらも自分の住む地域で在宅生活を継続すること」である．

　支援者らは，「在宅医療」を支える中で必然的に，「リハマインド」を育て，「地域づくり」を模索していると言えよう．

　なお，本稿では在宅医療現場での障害概念として，高見徹の提唱する「生活自立障害」を用いた．

（田中久美子）

4 在宅リハビリテーションのための実践的なチームづくり

「生活」は，価値観や関係性，歴史性が複合的に入り組んだ，個別性の高い構造的な営みである．治療・援助の方針決定に際して，本人の意思・意欲・価値観，諸条件などを加味しながら，選択肢を提示し，決定に至るプロセスは，複雑なものになる．医療技術だけで解決がつかず，特定の専門性・専門職でカバーするのは，領域としても技術としても限界があり，そこにチームが必要になる．

また，日本の社会保障制度は主に属性別に体系化されており，制度ごとに適用の優先順位が定まっているため，問題状況にあわせた援助を組み立てるには，制度を超えたマネジメントが必要になる．実質的にこの仕事を担う専門職が公的には配置されていないのが現状で，この機能を補うためにもチームの存在が不可欠となる．

Ⅰ．チームをつくる

a．チームはあるのか，つくるのか

「チームづくり」とは，何もないところにチームをつくるのではなく，実際には地域にもともと存在している専門職・機関・事業所と，意識的に連携を取り組み始める，ということである．固有の歴史的経過やそこで実践を重ねてきた専門職・人的資源が，地域にはすでに存在している．

ある事例の問題解決へ向けた動きの中で，関係者のネットワークが個別的に形成されていくが，その次の事例でも，具体的な相談先・連携先として，担当者・担当機関が念頭に浮かぶようになればしめたもの！である．困難に対し乗り越えるたびに，自らの経験だけではなくチームとしての経験が蓄積し，財産としての新たな人脈・ネットワークができていく．チームワークの醍醐味である．

b．今いるメンバーから考える

チームは，各職種バランスよく存在することが重要である，と第一義的に考えがちであるが，実際には今いる職種・機関でまずは始めるしかない．バラン

スよくメンバーを揃えれば，良い援助ができるとも限らない．より多くの専門職がそれぞれ自分の持ち場で良い仕事をすれば，自動的に質の高い援助になるというわけではなく，多くの専門職が並列で関わることで，かえって全体の整合性を欠いたり，場合によっては本人にとっての不利益につながる危険性さえある．

チームの形式にこだわるのではなく，今いるメンバーの専門性や臨床経験などを加味し，問題状況に応じたリーダーシップで柔軟なマネジメントを行ってこそ，その力を効果的に発揮することができる．

c. 問題領域と専門職・専門機関

何が問題で，どのような専門職や専門機関が必要なのか．本人の問題か，家族の問題か．疾病・病状・障害等から派生している問題か．もともとの生活や人間関係が深く関与している問題か．危機介入か長期支援か．必要なのは専門の職種か機関のサービス・権限か．こうした視点での評価の上で，援助計画を立てることになる．

問題状況に対応する関係機関の詳細等がわからない場合，最初にアクセス可能な窓口について大まかに理解しておくことは有効である．対象者が65歳以上であれば地域包括支援センターが包括的な窓口になりうる．また経済的な問題や障害者施策であれば福祉事務所，難病や精神については保健所といった窓口にまず相談をする．それぞれの機関が担当する地域（管轄）は異なることがよくあるので留意が必要である．また，近隣の医療機関のMSW（医療ソーシャルワーカー）を地域資源として活用するのも，ひとつの可能性である．

問題解決にあたっては，例えば介護保険，障害者施策，母子・児童，難病，自治体の独自施策など，どのような制度が利用可能なのかによって，関わる機関や実際のサービスの領域は制約を受ける．そこにない職種や機関，サービスを引き出そうとすると，複雑な交渉が必要になる．

d. 行政機関，相談機関の積極的活用

チームを編成するにあたっては，領域や専門分野と併せて，福祉事務所や保健所などの公的機関の位置づけを意識し，参加を要請することが有効な場合もある．情報量においても責任・権限の行使においても，これらの機関の果たす役割は大きい．相談機関を活用し，必要なアドバイスを求めることも実際的である．期待する回答が得られなかった場合でも「次にどこに相談すればいいか」を尋ねることで，次の一手につながる有効な情報源となる．

Ⅱ．チームを動かす

a．専門職の連携

　専門職がチームとして協働する上で重要な点は，お互いに自らの技術の限界を認め，その上で他の専門技術を持つ専門職に上手に頼れるようになることである．今いるメンバーでとにかくチームを構成し，動き始めるしかないという条件では，いくつかの領域の専門職を欠いたまま，他の専門技術を誰かが代行せざるを得ない場合がある．その結果独占業務以外は，チームの構成メンバーによって互いの仕事は変化する．しかしその場合も，他職種の専門性に取って代わる，ということではない．役割はチームの中で変化しうるが専門性そのものが変化するわけではない．

　また，ある職種が単独でいくら頑張っても自らの専門性を際立たせることは難しく，他の職種の存在によって専門性が明確化されることがよくある．自らの専門技術と隣接領域の専門技術，マネジメントの専門技術とを，役割に応じて自覚的・限定的に行使することが，専門職協働の軋轢を回避する上での重要なポイントではないか，と感じている．

b．互いの守備範囲を理解する

　連携の際に留意すべきは，それぞれに本来の守備範囲がある，という点を忘れないことである．相手にやってほしいこと，求めたいこと，また専門職としての守備範囲についても，こちらの思い込みに過ぎないことも多い．

　相手の専門性や業務範囲を決めつけてはならない．まずは相談してみることである．相手の仕事のストライクゾーンを知っていれば，そこから少し外れている支援をお願いしようとしたときに，どのような不都合が生じるかを想像する材料ができる．思いは共有できても，様々な制約の中で仕事をしているのが現実であり，なかなか動きづらい事情や背景があるのはお互い様である．こうした相互理解と配慮もチームを円滑に運営する上で重要な点である．

c．「困難ケース」を支えるには

　問題が複雑で，それに複数の制度で対応する必要がある場合や，そもそも対応できる制度・資源が乏しい場合がある．こうしたケースは「困難ケース」と認識される．当面解決のつかないことが多く援助のプロセスが長期に渡ること，客観的な必要性があるにも関わらず当事者が援助を受け入れず職業倫理上のジレンマの大きいこと，イレギュラーな対応を迫られる頻度が多いこと，など，

援助者側にとっての負担が大きい．

　当事者を援助するプロセスでは，援助者側も援助を必要としている場合があることを意識する必要がある．当事者が問題に直面化していないケースや依存傾向の強いケースなどでは，援助を最も必要としているのは，当事者を直接援助しているチームメイトであるかもしれない．特定の専門職が負担を担う状況が慢性化しないようにチーム全体を概観する役割が，チームリーダーには求められる．困難を共有しサポートしあえるチームづくりが，専門職のバーンアウトを予防することにもつながる．その一方で，チームにとっての合理性や整合性を重んじるあまり，当事者の意向や価値観が後回しの援助方針になってはいないか，ということにも十分な注意が必要である．

Ⅲ．陥りやすい諸問題

a．スーパードクターは必要か

　生活者にとって，病院はアウェイであり，ホームは在宅である．急性期では，専門職にとって互いの技術や専門性，役割について比較的わかりやすいのに比して，回復期・生活期（維持期）・在宅と，患者にとってのホームに近づくにつれ，多職種がオーバーラップしながら行う仕事が増え，互いの技術や専門性，役割の違いがわかりにくくなる傾向がある．また，職種構成のバランスも急性期とは異なり，日常的には少ない職種で構成する2職種，3職種のチームが多くなる．

　そのため，医師など特定の職種が，本来は他職種が専門とする領域についても対処しなければならない局面に置かれることが増える．その際に，全てに応えるために，他職種の技術や知識をより多く身につけて自己完結できるようにならなければならない，という考え方もあるが，健全なチームのあり方を考えた時には，そうした発想がかえってチームの円滑な運営の阻害因子になる可能性もある．

　極論すれば，医療で言えばスーパードクター，介護で言えばスーパーマネジャーがたくさん養成されれば，敢えてチームを組む必要はなくなり，指示による分業化が可能になるのかもしれない．しかし現実には，一人の人間が発想できること，対処できる業務量にはおのずと限りがある．標準的な教育を受けた専門職で良いチームを実現することが可能になることのほうが，スーパーマンのいない地域でもモデルになりうる普遍性を持つ．そういうシステムを構築することが現実には求められている．

医療機関の中では，病気の診断・治療を優先して「医師の指示の下に」業務が構成されていくが，地域では，患者・家族の生活を中心とした医療・援助が必要とされている．患者の生活を軸に必要な援助を整えていく過程では，医師がリーダーシップを発揮するのが必ずしも最適とは限らない．患者の生活を最もよく知り，その解決へ向けた援助に長けている職種・機関を中心に，医師は協力に回るほうがうまくいく場面も多くなる．

b. リハビリテーションはリハ専門職・専門機関が行うものか

リハビリテーション，という言葉を使うと，「個別的な機能訓練」「セラピストが患者に行うもの」「病院・施設の中で行うもの」などといったイメージが連想されることがまだまだ多いが，実際には，「患者自らが自らの実現したい生活のためにコントロールできることを増やすための条件作り」を，そのために必要な専門職や機関と協力して行うことがその本質であり，「病院の中で」「個別的に」「専門職が」行うものとは限らない．

疾病や障害などによって，これまでの生活を見直さなければならないという状況にある時，その後の生活の実質的・時間的な見通しを持てるようにすること自体が大切な援助である．生命予後，機能予後は人生の制約要因にはなりうるが，決定要因にはかならずしもなりえない．その決定要因となるものの優先順位は個別性も高く，また十分に自覚，整理されていないことも少なくない．それを引き出し，それに沿って条件を作るサポートにこそ，専門職の関与する意味がある．そこには，患者・家族の主体的参加が前提であり，こうした一連の共同的な取り組みそのものが，地域におけるリハビリテーションといえる．

c. 医療リハビリテーションと介護リハビリテーション

医療保険によるリハビリテーション（医療リハ）と，介護保険によるリハビリテーション（介護リハ）には，それぞれ運用上のいくつかの制度的制約がある．また診療報酬上の表現と，実際の病期には不一致があることにも留意が必要である．医療リハは基本的に介護リハとの併用，介護リハからの逆行ができない（医療リハ前置主義）．医療リハから介護リハに移行する際には，その点についても熟考を要する．例えば，回復期リハ病棟退院と同時に介護保険による通所リハを利用した場合，その後医療リハに戻ることは病名が追加されるような病状の変化がない限りできなくなってしまう．

逆に，介護保険によるサービス利用をしている患者に医療保険によるリハビリテーションを実施している場合，医療リハは介護保険のケアプラン上には反

映されない．しかし本人の生活上の目標や環境の設定にあたっては，医療リハチームとケアマネジャーによるケアプランの摺り合わせが不可欠であり，両者の意識的な協力協働が求められる．

d. 方針共有のない「連携」

　今日の急性期医療機関の役割は，本質的に生命予後に対峙することであり，その後の生活課題についての対応までを全て担うのは困難な構造になっている．急性期治療に伴う治療方針の選択や病状に伴う心身の変化が，その後の生活に大きな変更を求めることはしばしばある．「精神的・身体的・社会的に，発症・受傷前の日常生活に戻ること」を「生活復帰」とすれば，以前の生活との落差が最大の問題となる．

　特に高齢者や単身者では少なくない確率で，生活場所の変更を迫られる．これまでの生活への復帰が困難であることを受け止め，価値観の転換を遂げるための時間も援助もないままに，生活だけが先行して一変してしまうことに大きな問題がある．すでに在宅で専門職が関与している場合でも，入院を契機にそれまで確認してきた援助方針が尊重されず，想定外の状況で退院・転院してしまう事例もある．共通した援助方針がないまま，主に患者の「居場所」の問題として連携課題が取り扱われる場面が少なくない．

　生活者としての患者を支えるためには，機能から生活を考えるのではなく，生活に必要な機能を整える，という発想の転換が必要である．医学的にも多くの疾患や合併症，相反する生活管理の必要性などを抱える患者にとっては，治す医療には限界があっても，維持・管理のための医療，また生活と不可分の医療的諸課題を一緒に検討・解決してくれる専門職の存在は必須である．

　こうした生活そのものに対する見通しである「生活予後」（『柳原・みさと健和病院通信 No.379』）を見据えることで，限定的な目標にとらわれがちな援助者側の視点を転換し，生活そのものに焦点を当てた，当事者・援助者に共通する，医療と生活を有機的に結ぶ，包括的な課題が明確になるのではないだろうか．

　ともすると，病院は患者の生活から「遠く」，在宅こそが「近い」という考え方になってしまいがちであるが，むしろ問題の本質は，急性期であっても在宅であっても，生活を中心とした，生活を支える必要条件としての医療，という視点が援助の中核にないことである．QOLの実現を含む，生活そのものに対する援助が一貫して堅持されることにこそ，本質的な課題がある．

（井上弘子）

5 生活機能と障害をチームで評価する

　評価（障害の診断）とは，機能障害，能力低下，社会的不利の程度，ならびに残存機能を診ることである[1]．在宅医療においても評価を行いリハビリテーション（以下リハ）を進めることは，病院におけるリハと違いはない．多くの職種が評価をし，評価という共通言語を用いて目標を設定してチーム医療・リハが行われる．在宅医療ではケアマネジャーが参加しているので，医療機関，居宅サービスなどと連携してリハを行うには，チームとして評価をすることがなによりも求められている．

　在宅医療では障害をもった患者を診る場合，多くは急性期病院，回復期リハ病院からリハを受け継ぎ，生活期（維持期）のリハをすることになる．ここでは，在宅診療の中で日常生活を支えるためのリハを進める上で必要な生活機能と障害の評価について述べる．

Ⅰ．患者の全体像を共有する

　障害をもった患者の在宅医療では，リハにおけるプライマリケア[2]を行うことになる．すなわち，リハ医療（機能回復）後の全面的なケア，医学的ケア（既往症の把握，現在の治療状況），健康の維持，体力，心理面，社会的なケア，福祉（必要な書類の作成）を長期的に担うことになる．医学的な問題だけでなく家族関係（家族の中での患者の役割），家族の介護力，家屋・住環境，地域社会との関わりなど患者の全体像を把握する．在宅医療のリハを行うために，チームとして患者の全体像を共有しなければならない．

　注意すべき点は，疾病によって生じた一次障害，二次障害が在宅において活動性の低下を生じ引きこもりの原因となり，それがさらなる体力低下，合併症の引き金となり，新たな一次障害をもたらす悪循環が生じることである（図5-1）．したがって，在宅医療においても活動性の低下を招かないように機能訓練（介護予防のリハビリテーション）を行うことが不可欠である．活動性低下の早期発見には定期的に日常生活動作の評価をすることが有効である[3]．

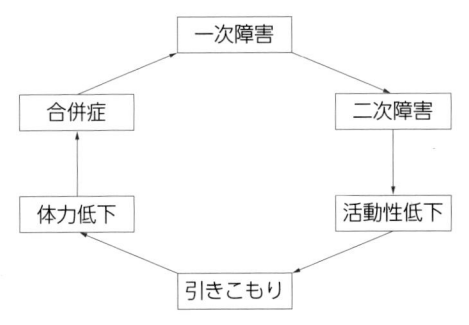

図 5-1. 障害の悪循環
「The cycle of disability[2]」より改変

II. バリアフリー

　疾病の病態解明，治療など検索の目的から用いられている国際疾病分類（International Classification of Disease；ICD）には後遺症がそのカテゴリーになく，1980年に世界保健機関（WHO）は国際障害分類（International Classification of Impairment, Disability and Handicaps；ICIDH）を制定した．疾病の帰結であるImpairmentは，形態異常を含む機能障害（臓器レベル）であり，障害の一次レベルである．Disabilityは障害の二次レベルであり，能力や活動が低下した状態を示す（個人レベル）．Handicapsは障害の三次レベルで，社会生活を営む上でおこる社会的不利益である（社会的レベル）．現在は，それぞれのレベルにたいし評価がなされ多様なプログラム，リハが展開されている[1]．

　わが国では，1992年の医療法改正により地域におけるリハ活動に概念的位置付けが与えられ，その第1条の2に「リハビリテーション」，「居宅」が医療提供の概念規定に示された．それまでは，身体障害者福祉や肢体不自由児対策の一環として部分的に実行されてきたが，改めて地域のリハ活動が重要視された[4]．

　ICIDHの改訂版として2001年に国際生活機能分類（International Classification of Functioning, Disability and Health；ICF）がWHOで採択された．分類の目的は身体，個人，社会という3つの視点（ICIDHと基本的には同じ）に立ち，健康状況と健康関連状況を記述することにある．ここでいう障害（Disability）とは，機能障害，活動制限，参加制約を包括している．生活機能（Function）とは，心身機能・身体構造，活動，参加を含む包括的用語である．用語の定義を表に掲げる（表5-1）．

5. 生活機能と障害をチームで評価する

表 5-1. 用語の定義

心身機能（body functions）：身体系の生理的機能（心理的機能を含む）
身体構造（body structures）：器官・肢体とその構成部分などの身体の解剖学的部分
機能障害（構造障害を含む）（impairments）：著しい変異や喪失などといった，心身機能または身体構造上の問題
活動（activity）：課題や行為の個人による遂行
参加（participation）：生活・人生場面（life situation）への関わり
活動制限（activity limitations）：個人が活動を行うときに生じる難しさ
参加制約（participation restrictions）：個人が何らかの生活・人生場面に関わるときに経験する難しさ
環境因子（environmental factors）：人々が生活し，人生を送っている物的な環境や社会的環境，人々の社会的な態度による環境を構成する因子

　バリアフリーの整備が進んだ環境であれば活動や参加のレベルが向上するという考え方から ICF では Handicaps が削除された．そして，バリアフリーは保健・医療・福祉サービス，ひいては社会システムや技術のあり方の方向性を示唆するものと考えられている[5]．

　ICF は，障害を持った人とその家族，医療・福祉関係者，行政の共通言語である．「心身機能・身体構造」，「活動」，「参加」と，「背景因子（環境因子，個人因子）」によって生活機能と障害を多角的にアプローチ（図 5-2）できるよう系統的に分類されている．研究の場合詳細な分類は不可欠であるが，時間的制約のある日常診療には実用的とは言いがたい．機能障害と能力障害を評価する ICIDH と活動・参加を対象とする ICF（図 5-3）は障害の定義に違いがあり，ここでは ICF の概念による生活機能と障害を取り上げその評価について述べる．

Ⅲ．心身機能・身体構造をみる

　Impairment（一次障害）の評価としては，関節可動域（ROM），徒手筋力テスト（MMT），中枢性麻痺，平衡障害などがある．在宅医療では精神，高次脳機能（認知機能を含む），嚥下機能，栄養，心肺機能と体力，皮膚疾患（褥瘡を含む）など心身機能・身体構造の評価が必要である．ICIDH で用いられる Disability（二次障害）は，ICF では機能障害（構造障害を含む），活動制限，参加制約を含む包括用語として定義している．ICF が定義する Disability は，一次障害と二次障害とに分けて考える ICIDH よりも在宅医療においては実践

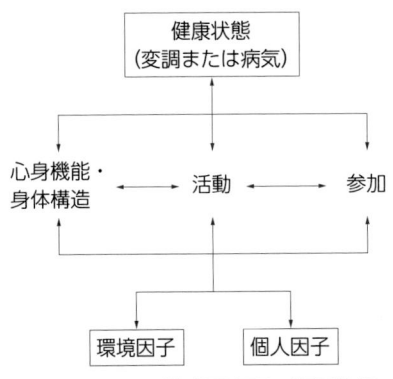

図 5-2. ICF の構成要素間の相互作用

図 5-3a. 医学的モデル（ICD）

図 5-3b. 障害のモデル（ICIDH）

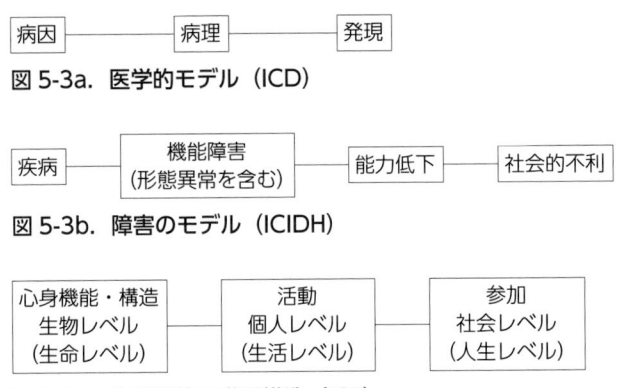

図 5-3c. 生活機能の階層構造（ICF）

的である．

　嚥下評価，栄養評価は本シリーズの「在宅栄養管理」，「"口から食べる"を支える」で取り上げられているので割愛する．また，認知症，高次脳機能障害，心肺機能，体力は「9章　疾患別・状態別のリハビリテーション・プログラム」を参照して欲しい．蛇足ながら，当院では NST 摂食・嚥下地域連携パスを運用し，介護老人保健施設，介護老人福祉施設，病院，医院と連携して嚥下機能，栄養評価をおこなっている[6]．

IV．生活機能と障害を評価する

　生活機能と障害を評価するには，postrehabilitation health care[2] と考えると

5. 生活機能と障害をチームで評価する

理解しやすい．すなわち，栄養と体重コントロール，体力，心・血管系のリスク，悪性腫瘍，骨粗鬆症，腰痛，過用症候群（overuse syndrome）などの心身機能・身体構造を評価し，レクリエーション，レジャー，スポーツへの活動の制限，参加の制約を評価する．限られた診療時間の中で生活機能と障害を評価するにはADLが有用である．ここで言うADLとは，1976年日本リハビリテーション医学会評価基準委員会の定義「ADLはひとりの人間が独立して生活するためにおこなう基本的な，しかも各人とも共通に毎日繰り返される一連の身体動作群をいう」に準拠している．また，そこで注釈されているがADLは残存能力を評価し，身体的運動能力にとどまらず精神活動やコミュニケーション能力を含んでいる．身辺処理と移動項目からなる標準ADLと生活環境の適応を項目とする生活関連動作があり（図5-4），時間的経過とADL評価の意義が示されている（表5-2）[7]．また，Lawtonにより提唱された手段的ADL（instrumental ADL；IADL）は，応用動作としての生活関連動作（activities parallel to daily living；APDL）を意味している．これら拡大ADLの一つを示す（表5-3）．

ADLは残存能力を評価するものであり，している状態を評価する．一方訓練すれば可能となる「できるADL」の問題がある．ICFではしている活動は「実行情況 performance」にあたる．できる活動は，「能力 capacity」にあたる．訓練や評価のときに発揮される「できる活動」と「している活動」の差を生む因子を明らかにすることが，在宅医療においても不可欠である．

多くの施設で用いられているADL評価にはバーセル指数（Barthel index；

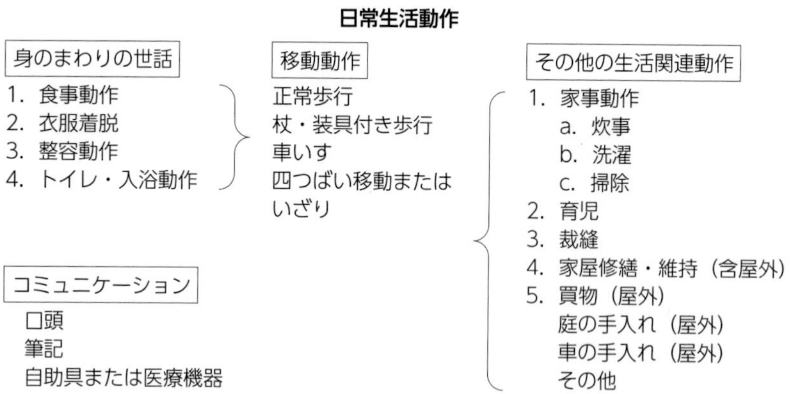

日常生活動作

身のまわりの世話
1. 食事動作
2. 衣服着脱
3. 整容動作
4. トイレ・入浴動作

移動動作
正常歩行
杖・装具付き歩行
車いす
四つばい移動または
いざり

その他の生活関連動作
1. 家事動作
   a. 炊事
   b. 洗濯
   c. 掃除
2. 育児
3. 裁縫
4. 家屋修繕・維持（含屋外）
5. 買物（屋外）
   庭の手入れ（屋外）
   車の手入れ（屋外）
   その他

コミュニケーション
口頭
筆記
自助具または医療機器

図 5-4．ADL の分類

表 5-2. 時間的経過の中で ADL 評価の占める意義

時間的経過		評価の目的		評価法の条件
1. 障害の発生	・・・	ニードの発見 可能性の検討	・・・	技術的に容易 問題指摘が的確
2. 治療の開始	・・・	目標（ゴール）の設定 治療計画の立案	・・・	詳細な情報 正確な内容
3. ゴールの決定	・・・	治療効果判定	・・・	変化に鋭敏 時間的に容易
4. 社会復帰	・・・	社会復帰計画	・・・	実情を反映 （自立の実用性） （介助の度合）

表 5-3. 拡大 ADL 尺度（12 項目版）

1. バスや電車での外出	5. 入浴	9. トイレ動作
2. 食事の用意	6. 階段昇降	10. 整容
3. 預貯金の出し入れ	7. 更衣	11. 移乗
4. 日用品の買い物	8. 歩行	12. 食事

注）難易度が高い順に並び，できる場合を 1 点とし，満点が 12 点，8 点が歩行を含む身の回り動作（ADL）自立を表わす．つまり，8 点前後が虚弱老人と考えられる．

(細川 徹：リハ医 31：326-333，1994)

BI）（**表 5-4**），機能的自立度評価表（functional independence measure；FIM）（**表 5-5**）がある．グローバルスタンダードである改訂版ランキン・スケール m-RS（**表 5-6**）は在宅療養の評価に有用である[8]．その他に介護保険意見書作成に不可欠な障害老人の日常生活自立度判定基準（**図 5-5**），認知症老人の日常生活自立度判定基準（**図 5-6**）があり，熟知しておく必要がある．

5. 生活機能と障害をチームで評価する

表 5-4. BI（1959）

	自立	部分介助	全介助あるいは不能
1. 食事	10	5	0
2. 移乗	15	10 – 5	0
3. 整容	5	0	0
4. トイレ	10	5	0
5. 入浴	5	0	0
6. 歩行	15	10	0
（車いす）	5	0	0
7. 階段昇降	10	5	0
8. 着替え	10	5	0
9. 排便	10	5	0
10. 排尿	10	5	0
合計点	（　　　　　　）点		

10項目，各2～4段階，全20段階の評価．100点満点であるが5点きざみなので実際は20点満点と同等．

食　事	10：自立 5：部分介助（おかずを細かくしてもらう） 0：全介助
車いすとベッドの間の移乗	15：自立．ブレーキ・フットレストの操作も含む（歩行自立も含む） 10：軽度の部分介助または監視 5：座ることは可能だが，全介助 0：2人介助または座位保持不可能
整容	5：自立（洗面，整髪，歯磨き，髭剃り） 0：部分介助または全介助
トイレ使用	10：自立．衣服の操作，後始末を含む 5：部分介助．体を支える，衣服・後始末に介助を要する 0：全介助または不可能
入浴（浴槽，シャワー移動，洗体）	5：自立 0：部分介助または全介助
歩行	15：歩行自立．杖・補装具（車いす，歩行器は除く）の使用可 10：介助または監視・歩行．歩行器使用を含む 5：歩行不能の場合，車いすの操作・操行可能 0：上記以外
階段昇降	10：自立．てすりの使用可 5：介助または監視 0：不能
着替え	10：自立．靴，ファスナー，装具の着脱を含む 5：部分介助．半分以上は自分で行える 0：介助（上記以外）
排便コントロール	10：失禁なし．浣腸，座薬の取扱いも可能 5：時に失禁あり（週1回程度）．浣腸，座薬の取扱に介助を要する者も含む 0：失禁．浣腸管理
排尿コントロール	10：失禁なし．収尿器の取扱いも可能 5：時に失禁あり（1日1回以内）．収尿器の取扱に介助を要する者も含む 0：失禁．カテーテル管理

表 5-5. FIM のレベルと項目（FIM 第 3 版の日本語訳）

項目	レベル
運動領域 　セルフケア 　　1. 食事 　　2. 整容 　　3. 清拭 　　4. 更衣（上半身） 　　5. 更衣（下半身） 　　6. トイレ動作 　排泄コントロール 　　7. 排尿コントロール 　　8. 排便コントロール 　移　乗 　　9. ベッド，いす，車いす 　　10. トイレ 　　11. 浴槽，シャワー 　移　動 　　12. 歩行，車いす 　　13. 階段 認知領域 　コミュニケーション 　　14. 理解 　　15. 表出 　社会的認知 　　16. 社会的交流 　　17. 問題解決 　　18. 記憶	介助者なし：自立 　7. 完全自立（時間，安全性を含めて） 　6. 修正自立（補助具の使用） 介助者あり：部分介助 　5. 監視，準備 　4. 最小介助（患者自身が 75％以上） 　3. 中等度介助（50％以上） 完全介助 　2. 最大介助（25％以上） 　1. 全介助（25％未満）

表 5-6. m-RS

Grade 0：全く症状がない Grade 1：症状はあるが，特に問題となる障害はない（通常の日常生活および活動は可能） Grade 2：軽度の障害（以前の活動は障害されているが，介助なしに自分のことができる） Grade 3：中等度の障害（何らかの介助を必要とするが，介助なしに歩行可能） Grade 4：比較的高度の障害（歩行や日常生活に介助が必要） Grade 5：高度の障害（ベッド上生活，失禁，常に看護や注意必要） Grade 6：死亡

5. 生活機能と障害をチームで評価する

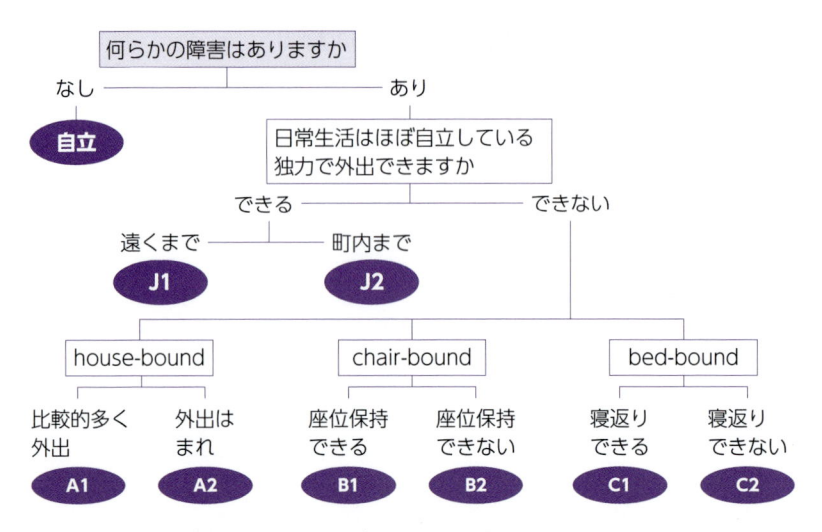

```
何らかの障害はありますか
├─ なし → 自立
└─ あり → 日常生活はほぼ自立している 独力で外出できますか
    ├─ できる
    │   ├─ 遠くまで → J1
    │   └─ 町内まで → J2
    └─ できない
        ├─ house-bound
        │   ├─ 比較的多く外出 → A1
        │   └─ 外出はまれ → A2
        ├─ chair-bound
        │   ├─ 座位保持できる → B1
        │   └─ 座位保持できない → B2
        └─ bed-bound
            ├─ 寝返りできる → C1
            └─ 寝返りできない → C2
```

house-bound：外出する時は介助を要するが，普段は離床している状態
chair-bound：1日の大半をベッド上で過ごし，食事・排泄・着替えのいずれかにおいて，部分的に介助を要する状態
bed-bound：1日中ベッドで過ごし，食事・排泄・着替えの全てに介助が必要な状態

図 5-5. 障害老人の日常生活自立度（寝たきり度）判定の流れ

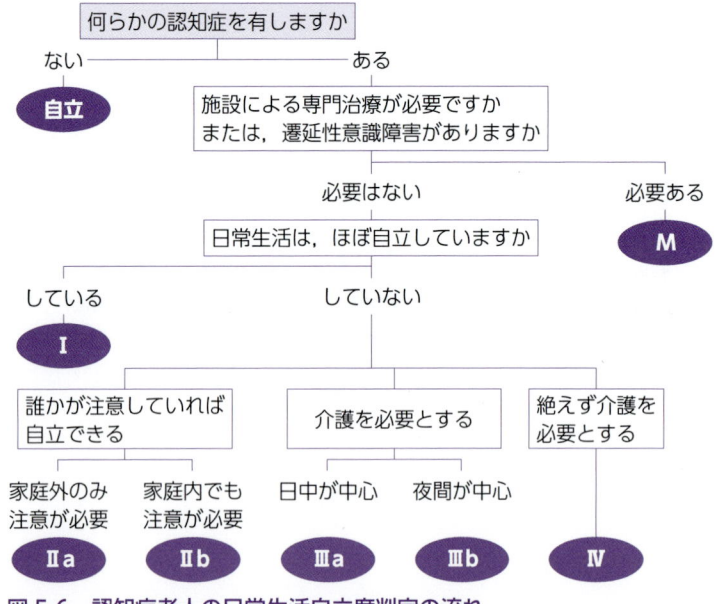

```
何らかの認知症を有しますか
├─ ない → 自立
└─ ある → 施設による専門治療が必要ですか または，遷延性意識障害がありますか
    ├─ 必要ある → M
    └─ 必要はない → 日常生活は，ほぼ自立していますか
        ├─ している → Ⅰ
        └─ していない
            ├─ 誰かが注意していれば自立できる
            │   ├─ 家庭外のみ注意が必要 → Ⅱa
            │   └─ 家庭内でも注意が必要 → Ⅱb
            ├─ 介護を必要とする
            │   ├─ 日中が中心 → Ⅲa
            │   └─ 夜間が中心 → Ⅲb
            └─ 絶えず介護を必要とする → Ⅳ
```

図 5-6. 認知症老人の日常生活自立度判定の流れ

V．活動，参加，環境をみる

　ICFの分類（表5-7）による心身機能・身体構造，生活機能，障害について述べてきた．最後に活動，参加，環境について述べる．目標設定では，リハにおいて中核をなす障害の受容を含め，患者中心の医療の実現，患者の視点を理解し患者の意見を尊重するコンコーダンス[9]が重要になる．チーム全体で環境因子，住宅，家族，役割（自宅での役割，地域での役割），遊び，外出などについて総合的に把握（interdisciplinary assessment of health）し，本人・家族への説明と本人自身が理解することによって目標が設定される．ここで言う目標とは，単なる希望や，漠然としたADL改善ではなく，どのような生活を送るのか，具体的生活像，活動レベルを決めることである．

　目標設定なくして評価はない．急性期の場合，医療従事者が主に目標設定することはやむをえないかもしれない．しかし，在宅医療にあってはチームとしてADL，活動，参加，環境の評価を共有し，患者・家族の主体的参加によりかれらの意見を尊重した目標を設定することが求められている．

表5-7．ICF分類

心身機能		身体構造	
1	精神機能	1	神経系の構造
2	感覚機能と痛み	2	目・耳および関連部位の構造
3	音声と発話の機能	3	音声と発話に関わる構造
4	心血管系・血液系・免疫系・呼吸器系の機能	4	心血管系・免疫系・呼吸器系の構造
5	消化器系・代謝系・内分泌系の機能	5	消化器系・代謝系・内分泌系に関連した構造
6	尿路・性・生殖の機能	6	尿路性器系および生殖系に関連した構造
7	神経筋骨格と運動に関連する機能	7	運動に関連した構造
8	皮膚および関連する構造の機能	8	皮膚および関連部位の構造
活動と参加		環境因子	
1	学習と知識の応用	1	生産品と用具
2	一般的な課題と要求	2	自然環境と人間がもたらした環境変化
3	コミュニケーション	3	支援と関係
4	運動・移動	4	態度
5	セルフケア	5	サービス・制度・政策
6	家庭生活		
7	対人関係		
8	主要な生活領域		
9	コミュニティライフ・社会生活・市民生活		

おわりに

　予防，治療，看護，栄養，リハビリテーションは現代医療の根幹であると筆者は考えている．リハビリテーションは障害者の全人間的復権[10]であり，評価，目標設定，プログラムの実行，再評価，目標の再設定によって実施される．チームとして評価をする際の共通言語としてADLが有用であることを述べてきた．リハビリテーションは専門の医療機関が行うだけでなく在宅医療において継続されることが，目標達成の鍵を握っていると言っても過言ではない．チームが評価を共有し，患者の意思が尊重されたリハビリテーションによって障害者の全人間的復権がなされることを望んでやまない．

文　献

1) 千野直一：診断と評価．現代リハビリテーション医学，第1版，p11-13，千野直一編，金原出版，1999.
2) Bockenek WL, DeJong G, Lanig IS, Friedland M, and Mann N：Primary Care for person with Disability, Physical Medicine & Rehabilitation Principles and Practice 4th Ed, p1469-1492, Delisa JA, Lippincott Willams & Willkins, 2005, Philadelphia.
3) 山田　深：廃用症候群の地域リハビリテーション，クリニカル　プラクチス，25：324-328, 2006.
4) 今田　拓：地域リハビリテーション活動．第2版，リハビリテーション白書―21世紀をめざした―．p1-22，日本リハビリテーション医学会，医歯薬出版社，1994.
5) 国際生活機能分類―国際障害分類改訂版―．世界保健機関，障害者福祉研究会編集，中央法規出版社，2002.
6) 小島恭代：NST摂食・嚥下地域連携パスの構築と活用の実際．地域連携network2：63-73, 2009.
7) 土屋弘吉，今田　拓，大川嗣雄編集：日常生活動作（ADL）―評価と訓練の実際―．医歯薬出版，1978.
8) Slot KB, et. al：Impact of functional status at six months on long term survival in patients with ischemic stroke：prospective control studies. BMJ 336：376-379, 2008.
9) クリスティーヌ・ボンド編集，岩堀貞廣，ラリー・フラムソン翻訳：なぜ，患者は薬をのまないのか？「コンプライアンス」から「コンコーダンス」へ．薬事日報社，2010.
10) 上田　敏：リハビリテーションを考える―障害者の全人間的復権―．障害者問題双書，青木書店，1983.

（鴨下　博）

6 目標（ゴール）をどう立てるか

　在宅での目標を立てるためには，前項の生活機能と障害の評価を当事者本人に当てはめて個別の評価と計画を立てる必要がある．幸いにも住み慣れた自宅に帰れたそのときを一つの節目として，本人・家族がより建設的に未来を考えることができるよう適切に援助するのは，在宅リハビリテーションにおいて大変重要な出発点である．

Ⅰ．本人の希望を聴き取る

　先ず，本人が現在の自分自身の病状や障害をどう捉え，どのように生活したいと考えているのかをつかむことが大切である．しかし，人によってはまだ自身の状態を評価したり今後のことを考えたりすること自体が難しい場合もある．

　本人が主観的に障害をどう捉えているか，いわゆる「障害の受容」については，ショック期・否認期・怒り・悲観などの混乱期そして解決への努力期など様々な段階があるといわれているが，必ずしもこれらの段階の順を追って変化するとは限らず，また各段階の間を進んだり戻ったり途中で留まったりする場合もある[1]．悪性疾患などの場合は，更に「死の受容」という問題にも向き合わなければならない．要は，本人が現在どのような心理状態にあって自分のことを主観的にどうとらえているかを，在宅に関わる家族やスタッフで正しく評価し，同じ病状・障害であってもそのときの本人に適した援助ができることが重要である．

　今後どのような生活をしたいかについては，疾患や障害の種類や重症度，年齢や発症からの期間，職業や家族構成などによっても，本人の希望はそれぞれ異なるものであろう．また，今は困難であっても将来実現したいことがあるのか，例えば家族の慶事に参加したい，自分の仕事や趣味を形にしたい，旅行に行きたいなど，たとえ小さなことでも具体的な目標があれば是非聞いておきたい．そのために何をすればよいか，共に考え援助することが本人の強い動機付

けになるからである．

　最近では，入院期間短縮と在宅ケア推進の流れの中で，本人も家族もより混乱した状態で退院してくることが多いとも考えられる．場合によっては，将来を考えるために必要な病状や予後の説明すら十分にされていないか，あるいは説明はされていても本人が理解できていないこともある．

　初対面で，ただ「ご希望は？」と尋ねても必要な情報は得られないであろう．先ずは本人が知るべきことをわかり易く呈示し，ここで述べた各要素を本人に合った言い方で尋ねることが大切である．正しい答えを引き出すためには，在宅チーム全体との信頼関係が構築されていることも重要であり，実際にはこの後で述べる幾つかの段階を踏みつつ時間をかけて修正してゆく作業が必要となる．

II．診断と病歴を把握する

　一般診療において，最も重要な情報である診断と病歴を把握するのは当然のことであるが，ここでは特にリハビリテーションの観点から目標を立てるために重要と思われることについて述べる．一般内科的手法と異なるところは，疾患の原因や診断を確定するだけでなく，「障害」に着目してその種類・経過・重症度・機能予後などを明らかにする「障害学的診断」が重要であるという点である[2]．前章で解説された国際障害分類ICIDHや国際生活機能分類ICFを参考にして欲しい[3]．

　診断については，療養の主原因となる疾患や外傷の他に，その治療の過程で生じた廃用症候群，更に病前からの既存障害についても意識して行う．高齢者が多いことを考えると，生活習慣病，呼吸・循環器疾患・がん等の診断・病歴については合併症も含めて確実にしておきたい．認知症や運動障害の原因となる脳血管・神経筋疾患，体重を支える骨関節疾患については特に重要である．また，廃用症候群は全ての病態に合併しうること，並びに高齢者ほどその悪影響が重篤になるという点で，在宅生活を左右する重要な二次的合併症である．廃用症候群の詳細については，9章C.を参照されたい．

　また，単に診断を確定するだけでなく疾患・障害の経過を正しく把握した上で，その重症度やステージを評価しておくことが必要である．特に，今後の在宅生活の中でいつ頃どのような病状が出現することが予想されるか，生じうる合併症は何か，生活機能を維持する上で重要な歩行・移乗などの起居移動動作，

食事・排泄などの ADL，認知面の経過などについての知識が求められる．特に，脳血管障害・脊髄損傷・筋ジストロフィー・関節リウマチ・慢性閉塞性肺疾患などでは，疾患重症度と ADL を組み合わせた評価法が確立されており，定期的にその変化も含めて評価しておくことが大切である[4]．

病歴についても，より生活機能に関連する歩行・ADL に影響する症状がいつ頃からどのような状態になったかをきちんと記載することが，今後の機能的予後を予測する上で大切な情報となる．

既往歴については，幼小児期の疾患や発達歴，外傷，手術歴，腰痛や関節痛など特に運動機能に関連するエピソードに注意して聞くようにする．

家族歴は，高血圧，糖尿病，脳血管障害，心疾患，神経筋疾患，がん，精神疾患などについて聴取する．また家族に持病や障害を持つ人がいるときは，その健康状態や要介護状況についても確認しておく必要がある．

生活歴として，生育環境，学生なら学校生活，社会人なら職歴や仕事内容，宗教，趣味，嗜好などについても，信頼関係を築きつつ具体的な情報を得られれば，今後のプログラムに生かすことができるだろう．

Ⅲ．所見をとる

リハビリテーションの観点から，所見をとる上での注意を述べる．基本的には，一般内科的所見の取り方と異なるところはない．しかし，ここでも障害の各層を意識した所見のチェックが重要である．特に運動機能，認知面に関連する所見，そして障害を有する部分の機能のみでなく障害を補う部分の機能についても確認しておく必要がある．また，臥位や座位での静的な所見だけでなく，実際に動作を行わせながら動的所見をとることも非常に有用である．各項目の評価法の詳細は，該当する本シリーズ並びに本書の各論を参照されたい．

1）意識・認知機能・精神状態

意識レベルは Japan coma scale（JCS）[5]，Glasgow coma scale（GCS）[6] などで評価する．JCS でⅠ桁の軽症意識障害については，記銘力障害や見当識などの認知機能を経時的に評価することも重要である．一見認知症が疑われても，疎通性や見当識の日内変動など不安定さがある場合は意識障害の可能性があり，注意が必要である．せん妄や発動性低下，抑うつ気分などについても，特に日常生活にどのように影響しているかを評価する．なお，失語症がある場合は，改訂長谷川式簡易知能スケール HDS-R や mini-mental state，Wechsler 成

人知能尺度−改訂版 WAIS-R など言語を使用する検査では点数が低くなることがある．

2) バイタルサイン
リハビリテーション施行可能か，中止や休止の必要があるかを判定するために必ずチェックする．

3) 呼吸・循環系
呼吸困難・咳・痰・動悸・不整脈・胸痛など，特に呼吸不全や心不全，危険な不整脈，虚血性心疾患などについて打聴診，胸部 X 線，心電図，血液ガス，経皮酸素飽和度モニターを含め必ずチェックする．労作時呼吸困難，心不全の重症度の評価を行う．リスク管理について専門医へのコンサルトも必要に応じて行う．

4) 神経系
脳神経・運動・感覚・高次脳機能について評価する．病巣の局在から関連する他の症状も評価しておく．中枢性麻痺は，徒手筋力テストではなく Brunnstrom stage や上田の 12 段階 grade での評価を行う．失調や下肢の深部知覚障害も歩行能力に影響が大きく忘れずに評価する．嚥下障害については反復唾液嚥下テスト Repetitive Saliva Swallowing Test RSTT や改訂水飲みテストで異常があれば，嚥下造影 videofluorography VF・嚥下内視鏡 videoendoscopy VE などの必要性も判定し専門医へコンサルトする．

5) 骨関節系
関節可動域・筋力・筋持久性・関節痛などについて評価する．改善や増悪についても経時的にチェックする．下肢の荷重痛は関節障害の可能性が高く精査が必要である．

6) 起居移動動作
寝返り・起座・座位保持・座位バランス・起立・移乗・歩行・歩容・動作耐久性などについて，実際に動作を行わせ観察する．介助が必要な場合や不安定な場合はその要因についても考察し，どうすれば改善するかも含めて評価する．

7) ADL
食事・整容・排泄・更衣動作について実際に行わせて評価する．介助が必要な場合はその内容，確実性についても評価しておく．これらセルフケアの他に入浴や服薬管理・金銭管理・家事などの IADL についても自立度と介助内容や必要な自助具などを評価しておく．

定量的な評価としては,前章で解説された Barthel index, FIM, m-RS がある.

8) コミュニケーション

失語や構音障害の有無,状況判断能力など理解と意思疎通の能力についても評価する.

Ⅳ. 住環境をみる

住居やその周辺の環境は,生活環境のハード面を構成している.しかし,在宅生活の中からみればそれは「暮らし方」というソフトを構成する部分でもあるといえる.

一戸建てか集合住宅か,新しいバリアフリー住宅か旧い日本家屋か,寝室は一階か二階か,階段の構造・手摺りの有無,エレベータの有無,上がりかまちの高さ,トイレの様式,浴槽の種類・浴室の構造,床の材質・室内の段差の有無などが,住宅のチェックポイントである.また,その住宅が持ち家であるか,賃貸であるかも,改造が可能かどうかに関わる重要な要素である.

更に,家の周囲は平地か坂か,玄関までに段差や障害物があるか,車いすでの出入り可能か,周辺の路面・交通量,安全に歩ける場所があるか,住宅街なのか,商店街なのかなど,これら住環境の評価も在宅生活のスタイルを左右する要素として大切である.

次に,本人のADLに合わせた住環境というダイナミックな視点からもチェックしてみよう.生活スタイルが和式か洋式か,ベッド・車いす・ポータブルトイレ・シャワーチェアなどが使用できるか,手すりがつけられる壁があるか,廊下は車いすの通れる幅があるか,トイレや浴室のドアの種類など.

更に,同じハードでも同居者の有無・介護への関わり,日中独居の時間の有無,同居していない家族の訪問の有無,外出頻度,地域との関わりなどで使い方は変わってくることに注意しよう.

Ⅴ. 予後を予測する

ここで「予後」というのは,いわゆる生命予後ではなく生活機能の予後という意味である.

特に持病のない健康な人間であっても,生理的変化として加齢とともに心身の機能が低下してゆく.先ずは,加齢による機能低下についての各側面をきちんと捉えることが必要である.高齢者の特徴として,呼吸・循環・骨関節系な

どの身体能力低下に加え，認知機能低下・性格変化などの精神機能低下，そして複数の機能低下が併行して進行しやすいこと，廃用症候群の影響を受けやすく，一旦機能低下が生じると回復しにくいことなどが挙げられる[7]．これらの特徴を踏まえた上で，それぞれの疾患や合併症によりもたらされる機能の予後を予測することが大切である．

まず，疾患によっては定型的な経過をたどるものがあり，本人がその経過の中でどこに位置するかを的確に判断し，月単位・年単位での将来予想を立てる必要がある．軽度の外傷や感染症のように，治療が奏効すれば短期間で回復するもの，手術や長期の治療により時間をかけて回復するもの，関節リウマチや多発性硬化症などのように増悪と緩解を繰り返すもの，脳血管障害のように，一度最低レベルに落ちた後3～6ヵ月で主な回復が起こりその後は緩やかな経過をたどるタイプのもの，切断や脊損のように受傷と同時に機能が失われるものなど，代表的な疾患経過を押さえておく必要がある．

そこに廃用症候群，既存障害，精神心理的問題がどの程度影響を与えているかを判断し，更に，回復が見込める問題と悪化が予想される問題の整理をしていけば個別の予後予測が可能になるであろうし，悪化あるいは機能低下させないために必要なことやリスク管理についても具体的なプランが立つであろう．

個々の疾患の機能的予後予測については，各論を参照していただきたい．特に，脳血管障害の移動能力については，年齢や合併症状，急性期のADLの回復状況などを知ることでかなり精度の高い予後予測が可能となっている[8～10]．

Ⅵ．優先順位をつける

整理された問題と機能的予後を踏まえて，本人の希望に照らして何を優先的に生活するか．在宅生活を支援するチームは，本人・家族とこの点の認識を共有する必要がある．

急性期の疾患治療やリハビリテーションが少なからず疾患ごとのパターンに支配される部分があるのに対し，自宅に帰ってからはむしろ個別のQOLの視点から今後のプログラムを決定する要素が大きくなる．QOL quality of lifeには生命の質・生活の質・人生の質それぞれのレベルがあるが，必ずしも延命やADLの自立が前提となるわけではない．

がんや進行性疾患などで，余命が限られているとき何を一番にしたいか．通常では当然優先されることが棄却されることもある．時には疾患治療より苦痛

軽減を優先し，通常の生活が安楽に送れるようにすることを一番に考えることもあるだろう．食事や排泄など基本的なセルフケアを時間がかかっても自ら行うことを優先したいという時もあれば，セルフケアは介助を受けても自分にしか出来ない記録を残すことや，家族とのコミュニケーションを優先したい場合もある．極力援助を受けないことにこだわるか，できることを増やすことにこだわるか，この辺は各人の判断・価値観の異なるところだろう．

疾患特性や障害の状況を適切に把握した上で，本人の価値観，周囲の価値観も理解し，時には段階論から一度離れて考えてみることも大切ではないだろうか．

Ⅶ. 短期目標と長期目標

リハビリテーション医療では，当面（例えば1ヵ月程度先）の目標を最終的な到達目標に照らして期限付きで決めてプログラムを立てるという手法を良く使う．ここでいう目標のうち，前者を短期目標 STG short term goal，後者を長期目標 LTG long term goal と呼ぶ．更に細かく言えば，それぞれの目標にも障害の評価の項で述べられた機能レベル・能力レベル・参加レベルが想定されている．

入院中の長期目標 LTG は，しばしば退院時の状況をイメージして決定されることが多いと思われるが，退院後の短期目標や長期目標はどのように考えたらよいのだろうか．入院時の長期目標は，ひとたび在宅に帰ればまだ今後の人生のスタート地点に過ぎない．本書のタイトル「リハビリテーションとしての在宅」の意味はまさにここにある．急性期・回復期とは，疾患や障害の経過もその変化の質量ともに異なるはずであるし，生活環境もまた大きく変化しているはずである．

理想とするライフスタイル，あるいは将来実現したい具体的目標に対して先ず何をするか，そのために必要な機能は何か，治療訓練で実現可能か，不可能なら何を補えば近づけるか，別ルートで目標に近づく方法はないか．家族や在宅チームはどこを援助すればよいか，次善の策，万が一の備えはどうするか．周囲の負担軽減のために何ができるか，等などを検討し，本人・家族を含めたチーム全体で方針を共有し，先ずは生活に慣れるまでの期間の現実的な目標を設定しよう．

具体的には，疾患・障害の医療的管理をどうするか，通院するならその手段

6. 目標（ゴール）をどう立てるか

や頻度，訪問医療・看護を利用するなら退院時の設定で問題ないのか，想定されたADLを継続するための維持的訓練や環境整備のチェック，本人家族の疲労や精神的負担の軽減などが最初の短期目標となるだろう．大きな問題は初日から1週間程度でチェックできるであろうから，ケアプランの修正で対応できるよう，ケアマネジャーとの連絡を密にしておく．

とりあえず必要なサービスが供給され，在宅生活のリズムに慣れたところで，更なる具体的目標と期限を定めて機能の維持向上につなげよう．漠然と「屋内歩行自立の維持」を長期目標として通所訓練をアレンジしても，それを達成するための具体的目標がないと現実には続かなかったりする．3ヵ月後に孫に会いに行く，畑に一歩でも出てみる，仲間でお茶会をするなど，本人から希望を引き出せるようなアプローチが望まれる．在宅におけるそれぞれの長期目標は，このような一つ一つの目標を積み重ねる中で次第に見えてくるのではないだろうか．

文 献

1) 上田　敏：リハビリテーションを考える－障害者の全人間的復権．青木書店，1983．
2) 上田　敏：障害学．標準リハビリテーション医学　第2版，津山直一監修，74-88 医学書院．
3) 世界保健機関，障害者福祉研究会編：国際生活機能分類－国際障害分類改訂版－．中央法規出版社，2002．
4) 米本恭三，石神重信，石田　暉　他：リハビリテーションにおける評価．臨床リハ別冊，医歯薬出版，1996．
5) 太田富雄，山田恭造：意識障害の評価法．Clin Neurosci 2, 1204-1207, 1984.
6) Teasdale G, Jennet B：Assessment of coma and impaired consciousness, Lancet II , 81-83, 1974.
7) 江藤文夫：加齢による障害．最新リハビリテーション医学，米本恭三監修，医歯薬出版，1999．
8) 二木　立：脳卒中リハビリテーション患者の早期自立度予測．リハ医学 vol 19, 201-223, 1982.
9) Jorgennsen HS, et al：Recovery of walking function in stroke patients：The Copenhagen Stroke Study, Arch Phys Med Rehabil, vol 76, 27-32, 1995
10) 道免和久：リハビリテーションに役立つ予後予測－脳卒中における予後予測．臨床リハ vol 7, 347-356, 1998.

（新藤直子）

7 在宅医療で必要なリハビリテーションの評価とテクニック

　「生活自立障害」を抱えた方を支援する時リハビリテーション（以下リハ）の目標は，「QOL（生活の質）の高い生活を獲得し在宅生活を継続する」ことである．これは同時に，「在宅医療」における「在宅生活目標」にも置き換えることができよう．つまり在宅生活の破綻を招き兼ねない阻害因子をリハにおいても阻害因子として捉えている．在宅生活を継続するための身体管理の基本を考える時に，医師の立場からも，リハの機能構造・活動・環境などの評価（以下リハ評価）を導入し問題を抽出・解決するテクニックを用いることは有益である．

　在宅生活への復帰および継続を考える時，以下の3点が在宅医に必要な評価ポイントである．①疾患・障害の医療的管理をどうするか，②「設定されたADL（生活動作）」[*1)]を継続するために身体能力維持と環境整備をどうするか，③本人・家族の心身の負担の軽減をどうするか，である．これらを評価し解決することが最初にクリアすべき目標である．そして在宅生活のリズムに慣れれば，QOLを高める生活目標を定めて，機能の維持・向上と環境整備についてアプローチを進めていく．

　しかしアプローチが常に段階的に進行するわけではなく，リハで言う短期および長期目標が同時進行で展開されるケースも多い．実際のケースでは，しっかりと全体像を捉えてから，目標到達状況に合わせアプローチのスピード及び優先順を考えたい．

　「リハ評価とテクニック」の積み重ねは，在宅生活に変化を与え，本人の新しい生活への希望を引き出し，生活を拡大させていく．まさに生活を支援することの醍醐味を経験させてくれるはずである．

　この章では，最初にクリアすべき3点の目標を達成するための「評価とテクニック」について述べ，ADLや生活の拡大に関しては，8章の「生活の質を高める住環境整備」で述べたい．

7. 在宅医療で必要なリハビリテーションの評価とテクニック

I. 全身状態と心身の活動能力をいかに維持・管理するか

　「生活自立障害」を抱えた本人・家族は，疾病が悪化し「可能であったADL」が困難になると，入院や施設への入所を希望する場合が多い．つまり在宅生活が破綻する原因の多くが，「全身状態と心身の活動能力の維持」ができなくなった場合である．全身状態と心身の活動能力の維持を「どのように継続し続けるか」を「身体管理」と捉え，一度獲得した在宅生活継続の「カギ」となる．もちろん介護力の低下や認知面の悪化も重要な評価項目に当たるが，この章では割愛したい．

　在宅医の役割は，心身の活動能力が「並存疾患と二次障害」の悪化により左右されないように医療を提供していくことであり，同時にリハ的視点も加え考えていくことを勧めたい．

　リハ的視点を取り入れ「身体管理」を考えるなら，「生活場面で円滑に活動能力を発揮できるような動作方法を定着させる」こと，「リハによって定着させた能力を，良い状態で維持する」ことがポイントとして挙げられる．そのためには，疾患に伴い発生する「廃用性二次障害」も評価に加えていく．この「二次障害」には，誤嚥性肺炎や起立性低血圧・関節拘縮・褥瘡などの廃用症候群が取り上げられることが多い．そればかりでなく，体温調整をする（血液循環機能），大きく呼吸をする（呼吸機能），食べ物を噛み飲み込む（摂食・嚥下機能），排泄物を出す（消化機能）など，生理機能の低下も「二次障害」として対応していくべきと筆者は考えている．

　これら人間の生命予後に関わる二次障害は，「不十分な姿勢管理[*2)]」「不適切な介護」「非効率的なADL（生活動作）」などが日常的に繰り返され長期化することで発生する．その意味で，これらの問題を認識し，是正することが非常に重要となってくる．まず，生活全般にわたりこれらを「評価」する方法を述べる．そして，「姿勢管理のためのポジショニング」「正常な動作の推奨」と「正常な動作に合わせた介助方法とADL指導」を「テクニック」として紹介する．

　これら「評価とテクニック」を，総合的な診察の一環として在宅医が取り入れるだけでも，「動きやすい・介助しやすい身体（姿勢）づくり」，「本人の能力を阻害せず，さらに能力を引き出す」ことに繋がる．その結果，在宅療養が「QOL（quality of life）の高い生活を獲得」し，ひいては「在宅生活の安定的な継続」へと繋がっていくであろう．

Ⅱ. 姿勢管理

a. なぜ姿勢を管理することが大切か

　寝ている姿勢，座っている姿勢の善し悪しがなぜ問題視されるのであろうか．
　健康な人は，苦痛などが発生すれば，苦痛を回避するために姿勢を自由に変えることができる．また二次障害を引き起こすような姿勢を持続的に取ることはなく，他者が姿勢を管理する必要もない．
　一方，「自由に姿勢を変換できない人」を支援する場合は，あらゆる動作場面で姿勢を評価し，必要に応じ姿勢を修正していくことが重要になる．この問題に対処するには，まず医師の立場より「姿勢の持つ意味」を理解しておきたい．「正常とは異なる姿勢」を認めれば，「悪い姿勢に伴う問題点」を明らかにする目的で，「基本姿勢の評価」をPT・OT・STに依頼するべきであろう．
　姿勢を修正する手段として，「臥位・座位での姿勢管理のためのポジショニング」（後述）の実施を早期より勧める．もちろん従来行われている関節可動域訓練（以下ROM訓練）やストレッチ訓練も同時に取り入れていく．生活期（維持期）においても丁寧で継続的なポジショニングは，比較的容易に効果を現わすので介護職のモチベーションを上げ，その後の支援に良い変化を与えるきっかけを生むであろう．

b. 姿勢の持つ意味

　人は身体の各関節の位置関係を変化させて，動作に応じ姿勢を変化させることができる．身体を変化させ姿勢を作ることは，どのような意味をなすのであろうか．姿勢が変えられない状況は，「動作が起こせない」ことを意味する．姿勢の役割は，身体を安楽に保持する，身体の各部分の動きを保障し動作を可能にする目的がある．「良い姿勢」とは，正常な人であれば普通に得られる「身体の安楽」と「動作のしやすさ」を保障するものであると言える．
　まず「安楽な姿勢」を作る条件を考えてみよう．身体をなるだけ広い面積（支持基底面）で支えれば身体の安定を図ることができる（図7-1）．すなわち，

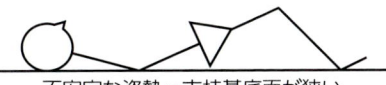

不安定な姿勢＝支持基底面が狭い　　　安楽な姿勢＝支持基底面が広い
図7-1．支持基底面の考え方

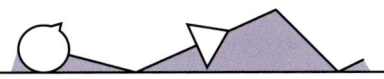

身体の力が抜けリラックスでき，身体に安楽な休息をもたらす．

また，日常生活で動作を行う場合の姿勢はどうであろうか．広い面積で身体をしっかりと支える部分と，支えをなくし自由に運動を起こす部分とが組み合わされ，それぞれの役割を果たし円滑な動作を可能にする．このように人の身体は，目的に合わせて瞬時に姿勢を変化させる能力を有している．これらの能力が保障されてこそ，「無理のないADL（日常生活動作）」が可能になり，生活の拡大が図られる．

例えば，病状の変化に伴い安静が強いられ，自由な姿勢の変化が奪われたとしよう．これが一時的な場合で，なおかつ今までの活動性が高かったケースであれば，姿勢に対し神経質になる必要はない．しかし，そのような状態が長期化する，あるいは高齢で廃用症候群の進行が懸念されるケースでは，速やかな姿勢への配慮が重要となる．適切な姿勢への配慮が病状の進行を予防するばかりではなく，回復後の動作の再獲得に大きな影響を及ぼすからである．

c. 悪い姿勢に伴う問題点

機能障害を受け自由自在に姿勢変換ができなくなれば，「身体を安定させる安楽な姿勢」や「自由な動作を可能にする姿勢」がとれず，「安楽な臥位」や「ADL（日常生活活動性）」が奪われる．この時身体の中では，筋の過剰緊張が存在し，安眠を妨げ身体の動きを奪っていることを認識しておきたい．それらが長期間持続すると，関節の運動不全が引き起こされ，しばしば関節の拘縮に至りADLを妨げ，褥瘡の発生も助長させる．身体に起こった運動不全の長期化は，「血液循環・呼吸・消化器官や摂食・嚥下機能の低下」といった「廃用性二次障害」を引き起こす原因にもなる．姿勢からくるこれらの諸問題は，一見些細な変化ともとれるが全身状態を管理する在宅医にとっては見逃したくない視点である．

d. 基本姿勢（臥位・座位）を評価する視点を持つ

人が身体を動かせなくなると，身体にはどのような姿勢の問題が発生しているのか，姿勢を観察することで評価が可能となる．漠然と「姿勢の評価」をするのではなく，1) 身体の歪みとねじれ，2) 身体にかかる重みの場所と重力の落ちていく方向の確認，3) 関節の柔軟性の確認，以上の三点に着目し観察していくと良い．

1) 身体の歪みとねじれの観察

　ベッド上の臥位，または車いす座位では，「身体の歪みとねじれ」がないか，姿勢の観察から行う．具体的には，前面・側面・水平面其々の方向から，頭・肩・骨盤・膝関節・足関節のラインを基準に関節の位置と高さにポイントを置き，傾いたりねじれたりしていないかを評価する（図7-2）．この時同時に，各関節の拘縮や変形の有無も確認しておく．拘縮や変形などがあれば，非対称な姿勢を取りやすくなるからである．椅子や車いす座位では，臥位よりも重心が高くなったことで姿勢は不安定さが増し，身体を支える基底面内（座面）で体重を支えられず「身体の歪みとねじれ」が生じやすくなる．「身体の歪みとねじれ」の観察のポイントは，「姿勢の崩れ」が，どこから生じているかを観察することにある．

　臨床場面でよく見かける車いす上での「ずっこけ座り」（すべり座位）[*3]（図7-3）を例として，観察してみる．身体は後方に倒れ，背もたれの一部と仙骨・坐骨部のみで身体の全ての重みを支えている．支える基底面が狭いので不安定さが増し，身体は左右のどちらかに傾き，首は屈曲あるいは過伸展する．重心は益々座面内に収まらず，「姿勢の崩れ」を助長させる．身体はバランスを取るために，頸部や手足の筋肉を常に緊張させることになる．この筋緊張が座位姿勢の休息を奪い，食事をする，排泄をするなどの応用動作[*4]を遂行する余力さえも奪うことになる．

　このような姿勢が日常化すれば，拘縮・変形の助長・褥瘡の発生，さらには生命予後にも影響する生理機能低下といった「廃用性二次障害」

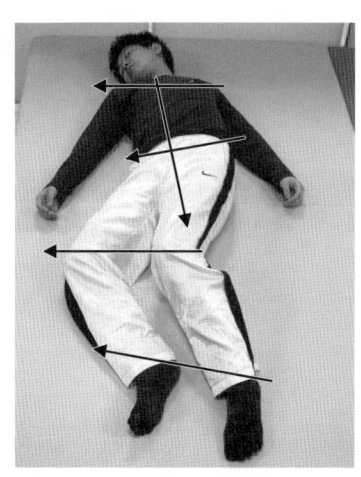

図7-2. 姿勢を観察する

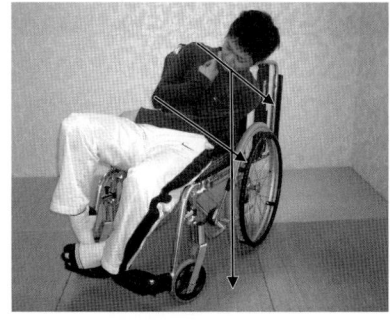

図7-3. ずっこけ座り

の発生に繋がることを意識して評価しておきたい．

2) 身体にかかる重みの場所と重力の落ちていく方向*5) を確認する

拘縮や変形があると，身体の一部分がベッドから離れ身体を支える基底面が狭くなりベッド上でも姿勢が傾き，身体は不安定な状態にさらされている．身体を支えている一部分には重みが集中し，痛みなどの不快感を常時与えることになる．痛みは筋の緊張を招くため，この状態は早急に回避したい．

まず「身体のどの部分に重みがかかっているか」を評価する（図7-4）．

方法は，頭から踵まで身体の下に順次手を挿し込み，重みのかかる場所を確認する．しかし重みがかかっている部位ほど，手を挿し込むことが容易ではない．評価する手に滑る素材の手袋（図7-5）などの福祉用具を使用すれば，身体の下に手を挿し込みやすく，容易に評価でき本人への苦痛も少なくてすむ．上下肢においては，部位により重力の影響の受け方に違いがある．自分の手を上肢や下肢の下に挿し入れ，それぞれの部位にかかる重みの方向を確認する．この評価により，「重みが集中している部位」と「重みを支える方向」の確認ができる．その評価ができれば，重みを支える「部位と方向」が詳細になり，身体にかかる重みを均等化する「ポジショニング」の作業にとりかかれる．

3) 関節の柔軟性の確認

「悪い姿勢」に気づけば，「良い姿勢」へと徐々に近づけることを目標としたい．良い姿勢づくりには，a. 姿勢の崩れ（傾きと方向）を確認し，b. 重みの均等化を図るように姿勢を修正する．この時各関節には，正常な可動性が必要となる．各関節をゆっくりと動かしながら，どれだけ可動性が残存しているかを確認する．こうして関節の柔軟性を評価し，関節の動きの程度に合わせ，どこ

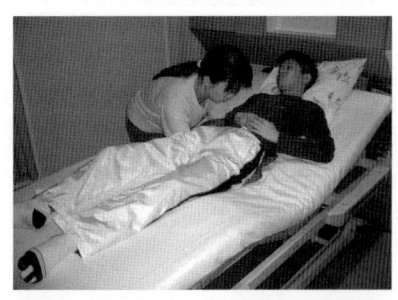

図7-4. 身体にかかる重みの場所を評価する

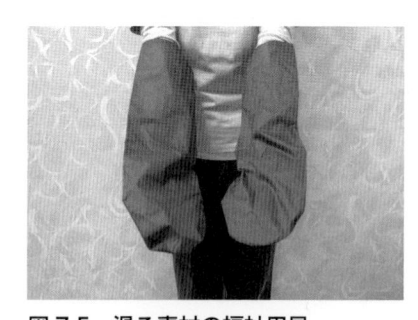

図7-5. 滑る素材の福祉用具
（商品名：マルチグローブ
　　　　　パラマウントベッド株式会社）

まで正常な姿勢に修正できるかを見極めていく．

e. 姿勢管理のテクニック（ポジショニング）* 6)

　姿勢の評価に基づき，臥位・側臥位や座位を正常な姿勢に修正しながら，身体の安楽と動作のしやすさを提供するテクニックとして「ポジショニング」を用いる．ポジショニングは，関節可動域の拡大をもたらし，全身状態を安定させるだけではなく，ADLを高め生活を拡大していく際のテクニックとしても有効な手段である．また，ポジショニングによりもたらされる結果から，姿勢が身体に及ぼす影響の大きさに気づかされ，姿勢への配慮が療養生活の基本事項であることも認識するであろう．よって医師の立場から在宅に関わる全スタッフに向け，姿勢の問題へ積極的にアプローチするよう指示することの意味は大きいと言えよう．

　以下に，ポジショニングの目的と実施する際に必要な基本的な知識について述べる．

　一般的に「姿勢について注意すること」と言えば，褥瘡予防のための2時間おきの「体位変換」であろう．むろん姿勢管理において体位変換は大切であるが，単に「重みがかかる場所を変えるだけの発想」ではなく，それぞれの姿勢においても重みを分散させ，「リラックスできる姿勢」や「動作がしやすい姿勢」をつくることに重点をおいた体位変換でありたい．

　上述した姿勢の評価をもとに，現在の生活状況に合わせ「全身状態と心身の活動能力の維持」，さらに「活動能力の向上」のためにポジショニングを介護場面でも積極的に取り入れていく．ポジショニングの実際では，"身体を保持し安楽な姿勢を提供する"か，"動きをサポートする姿勢を提供する"のか，目的を明確にしておく．提供するポジショニング目的の違いにより，使用する福祉用具の種類も変える必要がある．安楽な姿勢を提供するには，ある程度の柔らかさがあり身体の形に添う素材のポジショニング用ピロー（ポジショニング専用のクッション図7-6）を選択する．ピローが身体に添い接触面積が広がり，身体を十分に支えることでリラックスできるからである．一方動きをサポートするには，動く時に身体をしっかりと支えさらに動く方向に押しだす反力が必要となる．よってその場合に挿入するピローの素材は，硬めのものを選択しておくと良い．

　では使用するピローの選択にも注意し，基本姿勢（臥位・側臥位・座位）における安楽な姿勢の提供の仕方を考えてみよう．

7. 在宅医療で必要なリハビリテーションの評価とテクニック

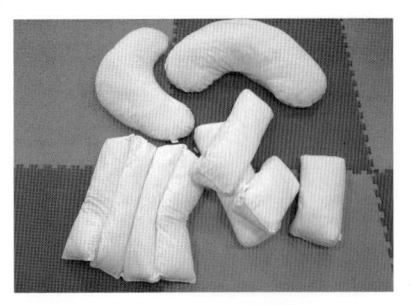

図 7-6. ポジショニング専用のクッション
(商品名：ウェルピー
　　　　株式会社 カイカ ウエルネス用品部)

1) 臥位
①体幹

　まず身体の中心であり重みを大きく受けている体幹と骨盤から，歪んだりねじれたりしないように正しい位置に整える．もしベッドと身体の間に隙間があれば，広い面積で身体を支えるようにピローを身体の下に挿し入れ身体を安定させる．この時体幹の状態に合わせて，頭部の位置も，耳から肩にかけて自然なライン上に並ぶように整える（**図 7-7**）．

②上下肢

　上肢・下肢も同様の考え方により，順次ピローを挿し入れていく．上肢でおこりやすい問題を例に挙げると，胸部に屈曲した上肢が乗り，拘縮が強くなると変形した手の先が胸部を押しつけ不快感や呼吸の苦しさを訴えることがよくある（**図 7-8**）．

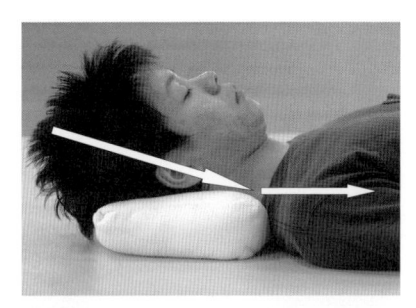

図 7-7.

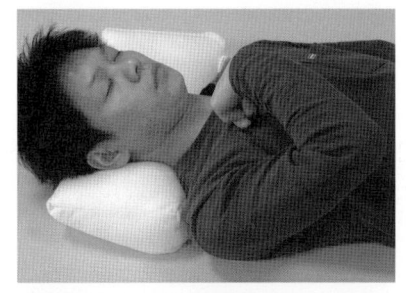

図 7-8.

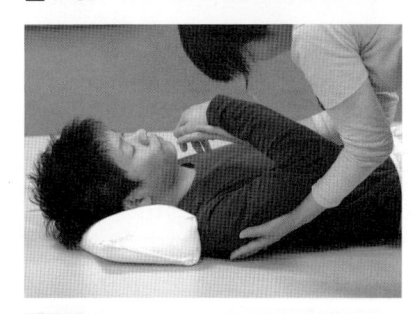

図 7-9.

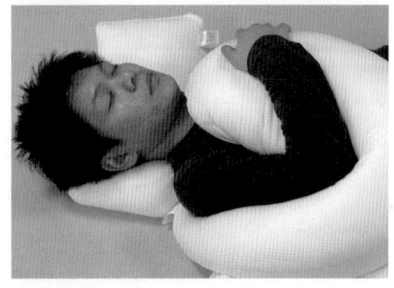

図 7-10.

この場合は，自分の手を肩甲帯から上腕と前腕から手指の下に挿し入れてそれぞれの重みの方向を見極めてから（**図7-9**），ピローでそれぞれの部位の重みを支える（**図7-10**）．

　次に，股・膝関節の拘縮でベッドから下肢があがった状態では，左右の骨盤の下（**図7-11**）と両下肢の隙間と足の裏にもピローを挿し込む．このことで，下肢が内転・外転せず，膝が上を向き自然な状態で両下肢を中間位に整えられる（**図7-12**）．

　両足底は解放されている場合が多いが，実はどの姿勢においても十分に配慮してほしい部分である．配慮を怠たり長期臥床が続けば「内反尖足」と言われる変形をおこす（**図7-13**）．

　この変形が発生する前であれば，ポジショニングにより容易に予防することが可能である．実際の場面ではピローを両下肢の足部に至るまで用い，下肢全体をピローで支えるようにする．仰臥位の場合は，両足部が背屈位になりしっかりと保持できる程度にポジショニングを行う．この際，足底に接触する部分は柔らかい素材のピローとし，深層には硬い素材のモノを用いるとより効果的である（**図7-12**）．

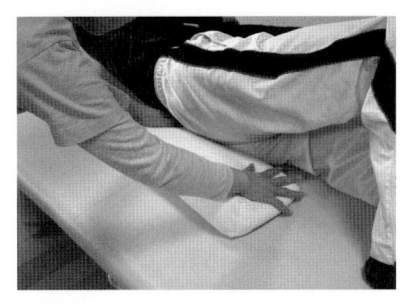

図7-11.

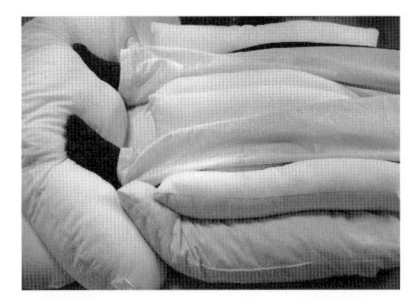

図7-12.

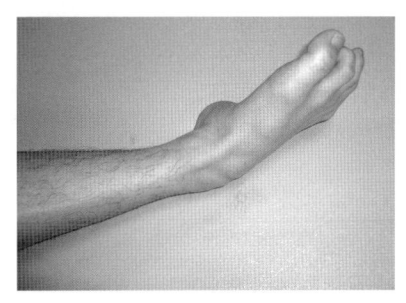

図7-13.

③圧抜き（図7-14）

ポジショニングの最後には，「圧を抜く」作業をマルチグローブなどを使い必ず行う．

ピローと身体の間に生じた「ズレ」を取り除き，圧分散をする目的で行われる．

「圧抜き」は，身体の圧分散ができているかを確認すると同時に，身体の姿勢を整える役割もある．

以上がポジショニングを行う時の，基本的な「テクニック」の流れである．

④ギャッチアップ姿勢

療養中では，ベッド上でギャッチアップ姿勢[*7)]が汎用される．

この姿勢ではほとんどの場合，身体に「ズレと圧迫」や「姿勢の崩れ」が発生している（図7-15）．

本人にとっては苦痛を強いられる姿勢であり，このようなギャッチアップ姿勢は，避けるようにしたい．

回避する方法として，ベッドの膝アップ機能を使用するが，加えてポジショニングを併用したギャッチアップ姿勢の実施を推奨したい（図7-16）．

姿勢への配慮を行わず，ギャッチアップ操作を行えば，身体は保持できず苦痛を与え，呼吸・循環機能，摂食・嚥下機能，消化機能の妨げにも繋がる．

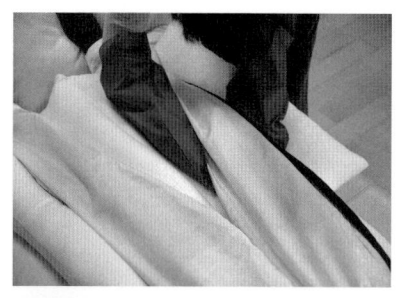

図7-14.

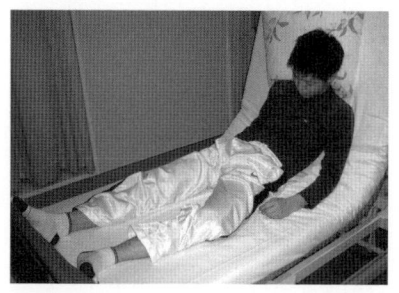

図7-15.

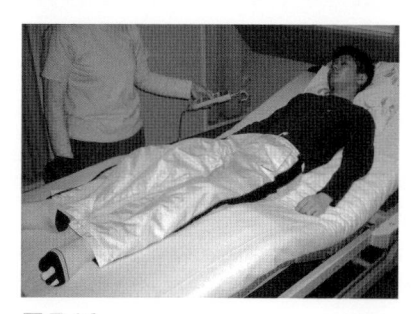

図7-16.

ギャチアップ姿勢で食事などの動作をしたい場合は，より安定した座位姿勢を提供しておくことが大切である．まずは骨盤が下方に滑らないように，坐骨を支えるアンカーサポート（図7-17）を導入する．体幹が左右に崩れないためにピローで保持する．

食事がしやすいように体幹は若干前傾させ，前方からは上肢の自由度を妨げない程度の体幹のサポートをピローやテーブルを用いて提供する（図7-18）．

ギャッチアップ姿勢で用いた方法は，他の座位姿勢でも同様に注意して行いたい．

2）側臥位

基本的なポジショニングテクニックは仰臥位で述べた内容と同様である．ここでは側臥位を取る際に推奨したい姿勢と，その際に行うポジショニングについて述べる．

完全な90度側臥位は，体重を支える面積が狭くなり，大腿部の大転子や下側の肩に重みがかかりやすく，窮屈で不安定なばかりでなく，不快な姿勢でもある（図7-19）．

この状態を回避するには，下側になる上肢と下肢を肩甲帯と骨盤帯から十分に前方へ引き出して，支持基底面を広くした側臥位をつくる（図7-20）．

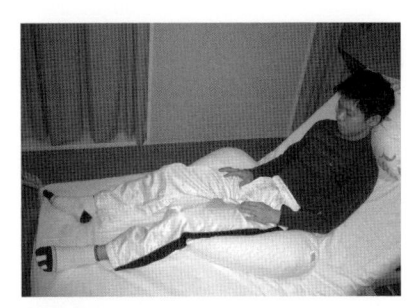

図7-17．

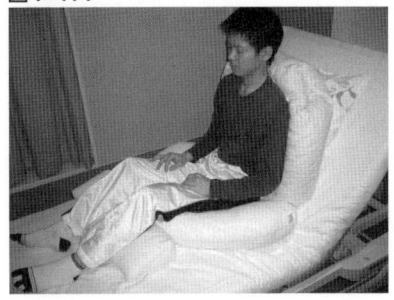

図7-18．

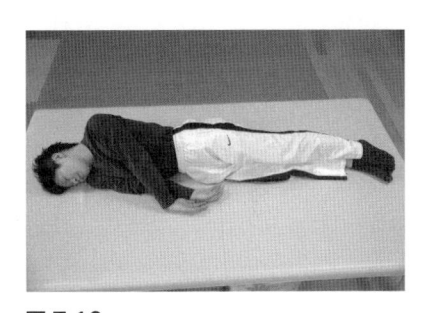

図7-19．

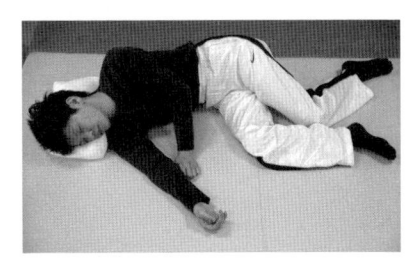

図7-20．

寝返り後にポジショニングを取るには，上側の上下肢と体幹を前方に突き出し先に準備しておいた左側の支持基底面内に重みが移動するように，半腹臥位になる（**図7-21**）．

この状態から，上側の身体には安定性，下側の身体には除圧された安楽な状態になるようにポジショニングを行う．

具体的には，上肢は腋下から手掌全体を下から支えるようにピローを挿し込む．

同時に体幹と骨盤全体もこのピローで支えられるようにする（**図7-22**）．

下肢も鼠頸部から足底部にかけて全体的に下から支えるようにピローを挿し込む．この時のピローの厚みが不十分であると，上側の下肢の重みで骨盤が下方に傾斜し下肢が内転内旋方向に引かれ，体幹のねじれを誘発するので注意したい（**図7-23**）．

側臥位に関しても，常に半腹臥位を推奨するわけではなく，安定した側臥位の例として紹介した．

もちろん褥瘡がある場合は，褥瘡の部位に十分配慮して行う必要がある．

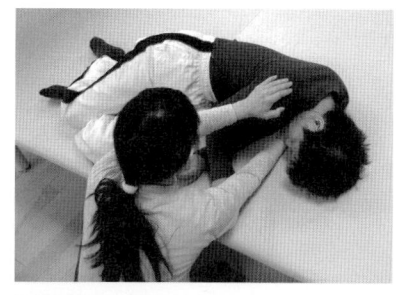

図7-21.

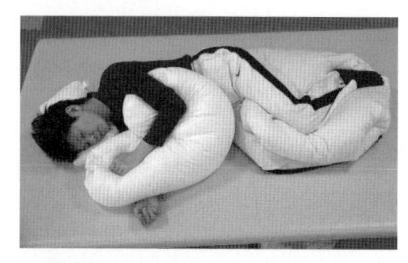

図7-22.

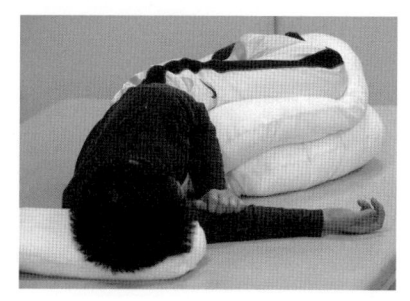

図7-23.

3) いす座位

円背などにより骨盤が後傾すれば，尾骨から仙骨部と背中の上部だけで体重を支えていることになる．

前述したように「ずっこけ座り」は，良い姿勢が保てず姿勢が崩れている典型的な例である．このような場合も「悪い姿勢」であることを認識し，早急に姿勢の修正を試み「良い姿勢」を提供していきたい．

崩れた姿勢を修正する場合は，「正常な座位姿勢」（図7-24）を参考にする．

まず体幹がまっすぐに背もたれに添い重心が骨盤内に落ち，なおかつ両臀部と大腿部後面全体で体重を受けるように座面への座り直しを行う．次に両足底部はしっかりと床に着け，足部でも体重を支えられるようにする．このことで身体の重みは，背面，両大腿部・両足底部の三面で支えられたことになる．

姿勢を修正しても，この状態を保持できない場合は，骨盤の前方への滑りを防止するアンカーサポートが施された座面クッションを使用する（図7-25）．

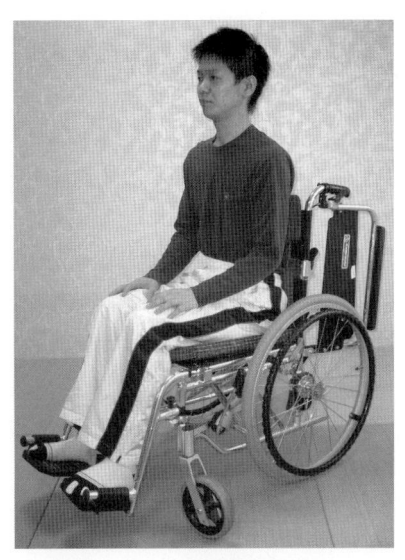

図7-24．

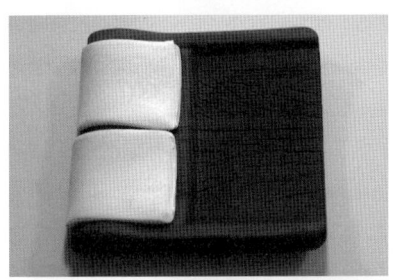

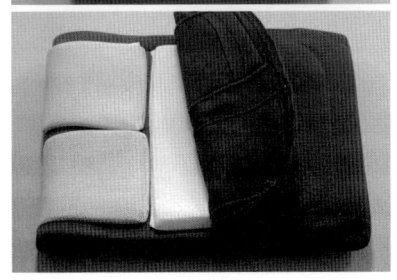

図7-25．アンカーサポートが施された座面クッション
（商品名：FC-アジャスト
　　　　　株式会社 アイ・ソネック）

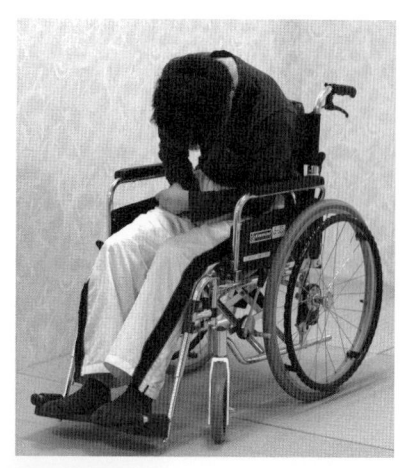

7. 在宅医療で必要なリハビリテーションの評価とテクニック

図 7-26.

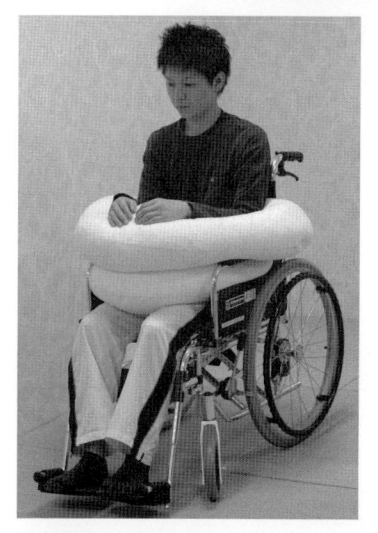

図 7-27.

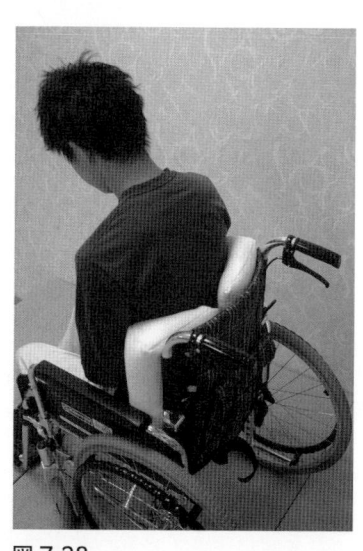

図 7-28.

　身体が前方および後方へ倒れる場合（図 7-26）は，膝の上にピローを使用し，両上肢をピローに乗せ，体幹を若干前傾させ安定させる（図 7-27）．

　身体が左右に倒れる場合も，ピローや背面用のクッションで左右から体幹を挟むように保持し，「良い姿勢」をつくる（図 7-28）．

4) ポジショニングと福祉機器の関係

臥位や座位での「ポジショニング」の目標は，臥位や座位の姿勢や本人の運動能力を観察し，圧分散性が良く活動的な姿勢をつくることになる．このことが生理機能の低下を予防し快眠も得られ，拘縮・褥瘡などの改善から，さらに活動性の拡大・QOLの向上に繋がる．すなわち「姿勢管理」の最大の効果であると言えよう．

このようなポジショニングのテクニックも，まず身体に接する福祉機器(ベッドや車いす・リフト)を適切に選択することから始まる．もし，適切な選択がなされなければ，姿勢補助用具（ポジショニングピローなど）を導入しても効果が出にくいので注意したい．

これらベッドや車いすなどの福祉機器については，8章「生活の質を高める住環境整備」で説明する．

Ⅲ．正常な動作を介護に生かす

a. 不適切な介護とその有害性

介護をする時には，"人を運ぶ"，"持ち上げる"などの動作で行うものだと，捉えられていることが多い．そのため，介護者は（家族や介護職）力任せの無理な持ち上げ動作（図7-29）を行い，介護する側には腰痛を引き起こし，介

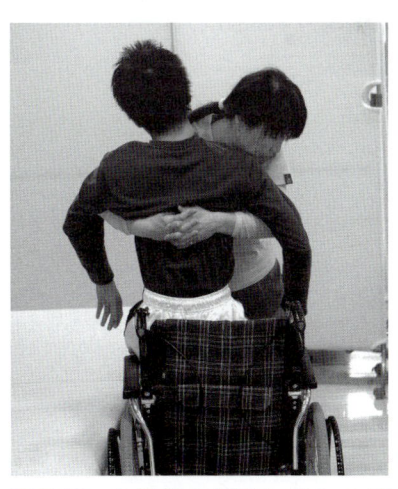

図7-29．力任せの無理な持ち上げ介助

護される側にも不快感と痛み，あるいは，介護されることへの恐怖感を引き起こしている．緊張し硬くなった身体は介助しにくいので，さらに力ずくの介助を助長させる．

このような不適切な介助の繰り返しが，実は拘縮や生理機能低下などの「廃用性二次障害」に繋がっている．動けない人の介護は介護者にも大きな身体への負担を招くが，介護者として何より「介助される側」の身体に悪影響を与えることを意識して介助に関わるべきである．その有害性を排除するには，お互いの身体にやさしい介護とはどうあるべきかを支援者が理解する必要があろう．医師は正常な人の動作を改めて分析し，介助方法を見直すことの意義を，在宅支援者に啓発したい．

b. 介護における正常動作の援用

「生活自立障害者」を介助する時，二次障害を引き起こしかねない"力任せの介助"を回避するには，どのような介助が望ましいのであろうか．知る糸口として，ここで改めて正常な人の動きを見直してみたい．小さくても大きくても人の動きは，常に重力に逆らう行為となっている．もし人が，重力に逆らう頻回な身体の持ち上げ動作を続けていれば，身体はすぐに疲労困憊してしまう．つまり日常的に繰り返し行える動作は，重力の影響を受けにくい，あるいは，疲れない効率的な動きである．また人は，何かに注意を払いながら動いているわけではなく，何かをしたいと目的を持てば，無意識に無理のない動きで行っている．すなわち正常な人と同じ動作パターンで，しかも介助されていることを意識しない自然な動作介助を行うことが，「望ましい介助方法」と言える．

介護現場を見直してみると，残念ながらこのことに反して，力任せの無理な"持ち上げ介助"が頻回に行われている．"持ち上げる介助"とは，身体の全ての重みを介助者が重力に逆らいながら支える介護の仕方であり，当然大変な労力となっている．

正常な人の動きを観察すると，身体の一部，例えば頭や手足などから動き始めて動作を起こしていることが解る．また，動作を開始する前の準備として，重みを移動させるための支持基底面をつくる動きもみられている．ひとたび動作の準備や運動の開始を行う頭や手足の動きが障害や疾病により奪われると，動作を開始することが難しくなることが理解できよう．

次に動きについて観察すると，一つの動きが各関節の運動を介し，頭からは頸部へ，手からは脊柱へ，足からは骨盤へと重みを移していることが解る．身

体の中では重みのかかる場所が少しつ移動するので，動きの連続性が保たれる．特に動きを牽引する役割を担っているのが脊柱である．大きな動作に繋げるのは脊柱の回旋や屈曲伸展の動きが重要である．身体の中で起こる小さな重みの移動が基本となり，動きが積み重なり大きな動作を成り立たせていると言える．

連続動作の中では関節と筋肉が正しく動かされ引き伸ばされ，関節は拘縮を起こさず筋は正常な緊張を保つことができている．もし運動障害を有し，自らが十分な動作を行えないとすれば，代わりに各関節と筋肉の動きを伴った動作を日常的に繰り返すことが重要となる．そのことが正常な動作を保障し身体機能を維持する唯一の方法となる．「生活自立障害」を有した方の「身体管理」を考えたアプローチを行うには，これらの視点を持つことがポイントとなる．

Ⅳ．効率的な動作を基本とする介助テクニック
―介助において「非効率的なADL」を限りなく排除する―

正常な基本動作が可能な身体であれば，効率的な動作が保障されることは前述した．よって非効率的なADLとは，"正常な基本動作を伴わず行うADL（日常生活動作）"のことを指している．ここでは，ADLの基本である，a. 寝返り，b. 横移動，c. 上方への移動，d. 下方への移動，e. 起き上がり，f. 立ち上がり，g. 移乗動作がどのように行われているかを具体的に示し，同時に正常な動作に基づく介助テクニックについても述べる．

これら介助テクニックを日常的に行うことは，重要な意味を成す．介助者にも介助される側の身体にも無理が強いられず，廃用性二次障害の発生を予防し身体機能が維持され，生命予後に関わる生理的機能の維持に繋がるからである．

ここで注意すべきは，正常な動作が決して一つのパターンでは行われていないことである．正常な動作は多種多様であり，介助テクニックはあくまでも自然な動き方の基本をもとに，一つの方法として説明しているに過ぎないことを理解しておきたい．

7. 在宅医療で必要なリハビリテーションの評価とテクニック

a. 正常な動作と介助方法（ベッド上仰臥位）
1）寝返り動作（右側に寝返る場合）

①準備動作

　頸部は若干回旋させ軽く頷くように右に向ける（図7-30）．この時の頭の重みは胸部で支えられている．

　寝返りをする側の肩甲帯から上肢と下肢を少し右横に広げる（図7-31）．

　このことにより，支持基底面が広くなり寝返りをした時の身体が安定する．

　反対側の上肢は体幹に乗せるか右前方に突き出す．

　寝返りの際の動きのブレーキにならないように，また上肢の重みが右に移動したことで右への動きを容易にさせる．

　この段階で左上半身が軽くなり，すでに右側へ向き始めている（図7-32）．

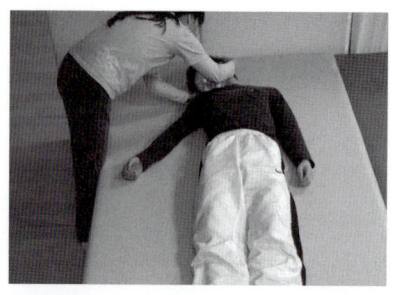

図7-30.

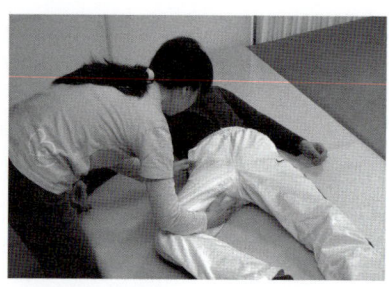

図7-31.

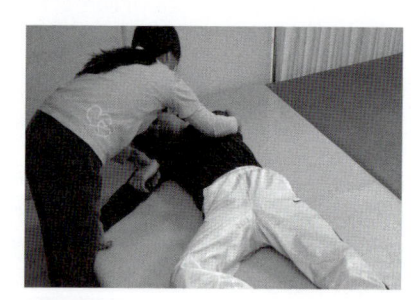

図7-32.

②寝返り介助
　左の骨盤から大腿にかけて介助者の手を置き左足底方向へと体重を乗せれば自然に左膝が曲がり始め体も右への回旋運動を起こす（図7-33）．

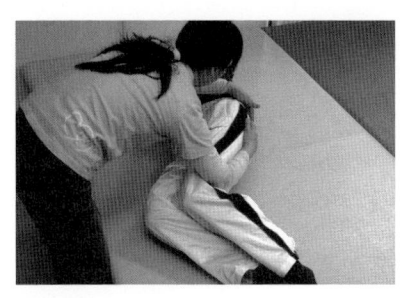

図 7-33.

　回旋運動は脊柱を介して左の肩をベッドより引き起こし，自然に頭も左へと向き寝返りが起こる（図7-34）．

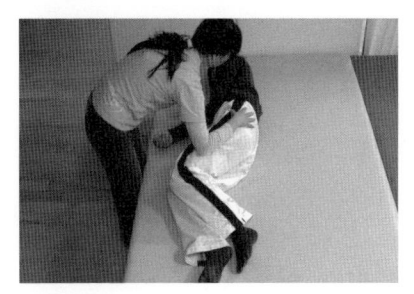

図 7-34.

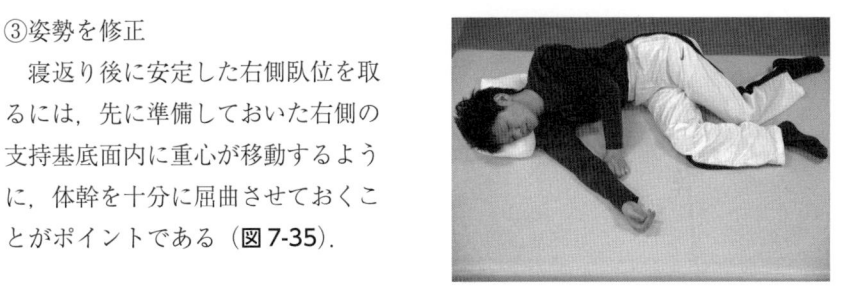

③姿勢を修正
　寝返り後に安定した右側臥位を取るには，先に準備しておいた右側の支持基底面内に重心が移動するように，体幹を十分に屈曲させておくことがポイントである（図7-35）．

図 7-35.

2）横移動（左側に移動する場合）

①頭部

介助者の両手で頭を挟むように支え，頭を回旋させるようにして左方向に頭を横移動させる（**図 7-36**）．

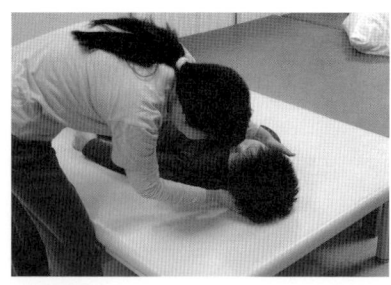

図 7-36.

②肩甲帯

次に左の肩甲帯を両手で受け左方向に水平に引き出し，右側の重みを左へ移動させる準備をする（**図 7-37**）．

また頭部と肩甲帯を同時に移動させても問題はない．

介助者の左手で右側の肩甲帯をベッドから斜めに浮かせて重みを左側へ移動させ，軽くなった右の肩甲帯を手に乗せたままで肩甲帯を脊柱に近づけるように押し込んでいく（**図 7-38**）．

押し込んだ右の肩甲帯へ左側の重みを移動させ，軽くなった左の肩甲帯を左横に引き出す（**図 7-39**）．

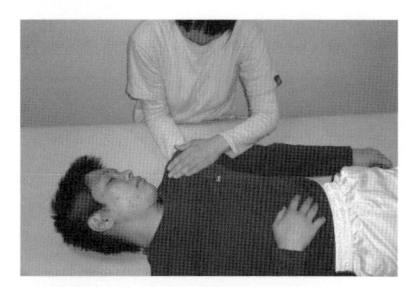

図 7-37.

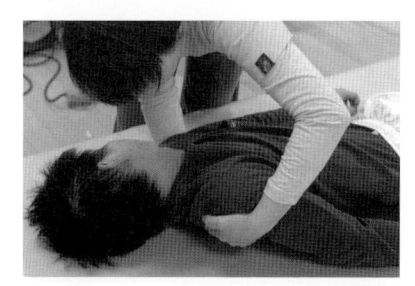

図 7-38.

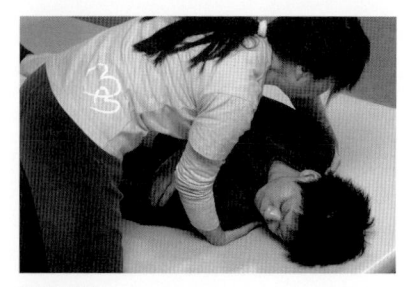

図 7-39.

③骨盤

　骨盤も肩甲帯と同様に右側を浮かせながら右側を左側の骨盤の方向へ押し込み，左側の骨盤を左へ引き出す（図7-40）．

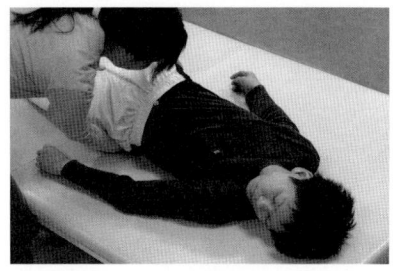

図 7-40．

④下肢

　両下肢は左右別々にして左横に移動する（図7-41）．

　一連の動作を繰り返せば，左横へ徐々に移動する．

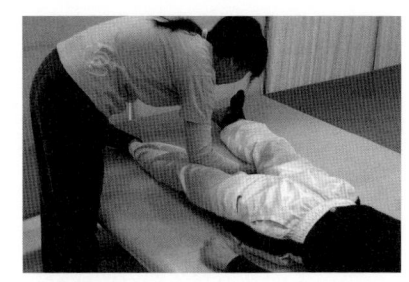

図 7-41．

⑤姿勢の修正

　移動後は，移動させた時に生じた身体の各部分の「歪みやねじれ」を確認し修正する（図7-42）．

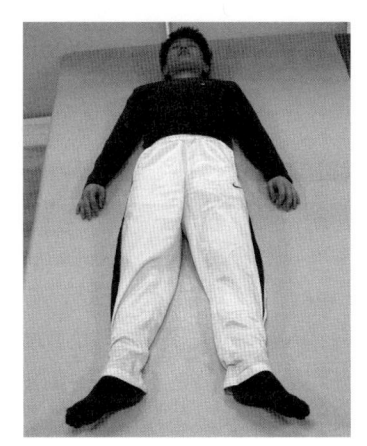

図 7-42．

3) 上方への移動

①準備動作

左右どちらかを下にした側臥位になる．

ここでは右下側臥位となり，体重がかかっていない左側の身体の部位が自由に動かせる状態にある（図7-43）．

②左側上方移動の介助

右側臥位で頭部を軽度屈曲し，その方向に沿うように左肩甲帯に介助者の右手を置き頭方向へ引き上げる（図7-44）．

そのとき，同時に脊柱は屈曲を始め，その動きが骨盤を頭方向に引き上げる．

介助者は左手を骨盤に添わせて上方に動きを促進させる（図7-45）．

これらの介助介入により，ベッド上で右側臥位のままで左側の身体が，若干上方に移動する．

左側の身体は若干頭側へ挙上したままの状態で，ベッド上に身体を戻す（図7-46）．

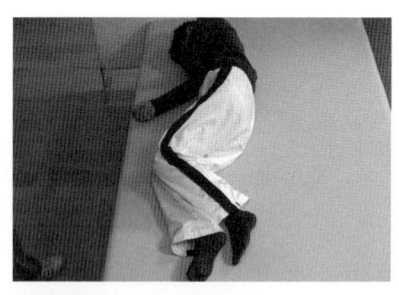

図7-43.

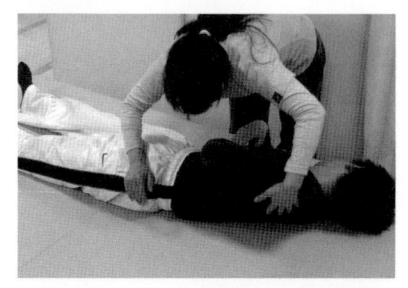

図7-44.

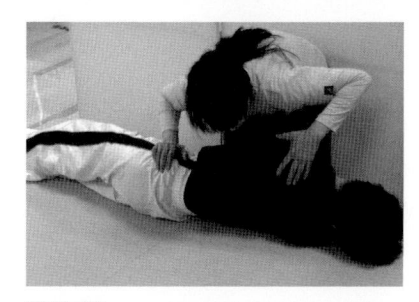

図7-45.

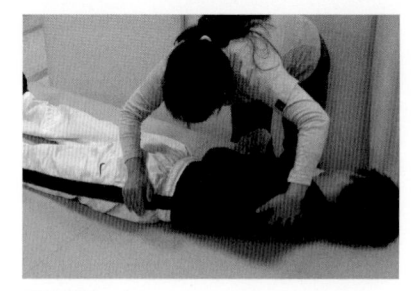

図7-46.

③右側上方移動の介助

　今度は，左側臥位になるように寝返りさせ，再度前述した方法で右側の身体の上方移動を行う（図7-47）．

　左右の寝返りを繰り返しながら介助すれば，浮いた方の身体が少しずつ上方に移動し，ベッド上での上への移動が可能となる．

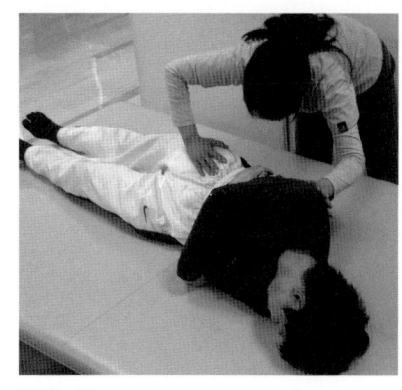

図 7-47.

7. 在宅医療で必要なリハビリテーションの評価とテクニック

4) 下方への移動

①準備動作

下方への移動の場合は下肢から動きを開始している．

移動させたい身体の側の重みを反対側に移しやすくするためには下肢の膝を立てる（**図 7-48**）．

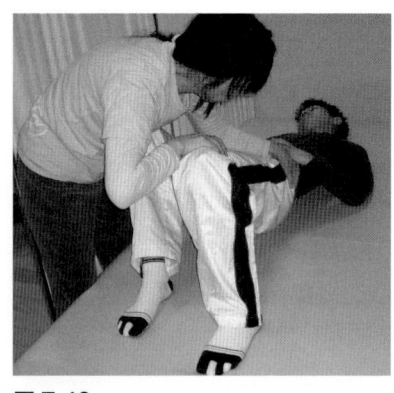

図 7-48.

②介助の開始

左の骨盤に手を置き，左足底に体重をかけるように骨盤と大腿部を下方向に引き寄せる（**図 7-49**）．

重みが下方に移動することで脊柱は伸展と同側への回旋運動を起こし，さらに頸部の伸展と頭部の後屈に繋がると身体は徐々に下方移動を始める．

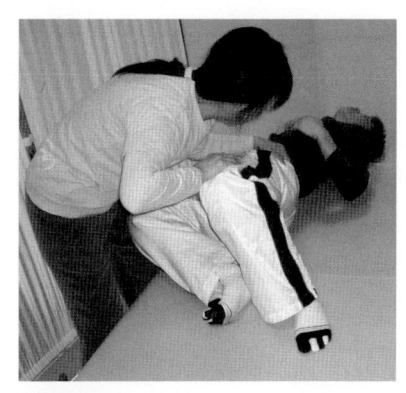

図 7-49.

上述の動きを左右交互に繰り返し介助すれば，身体は少しずつ下方へと移動する（**図 7-50**）．

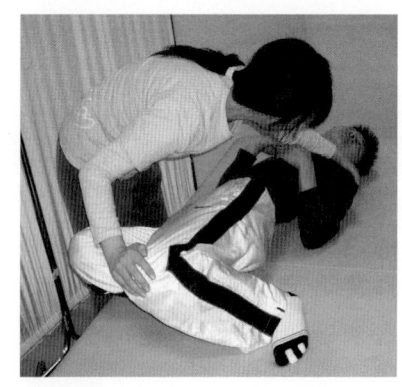

図 7-50.

5) 起き上がり

①準備動作

　起き上がりは寝返り動作の後，十分に安定した側臥位（半腹臥位）を取った状態から開始する（図7-51）．

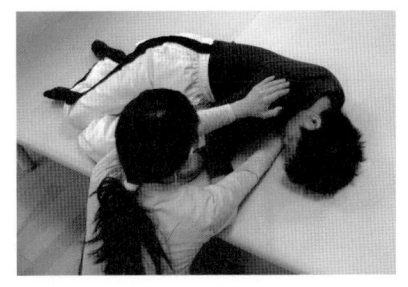

図7-51．

　起き上がりのための準備として両下肢をベッドの下に垂らし，上半身の重みを両下肢に移動させる（図7-52）．

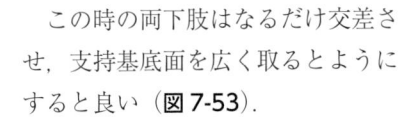

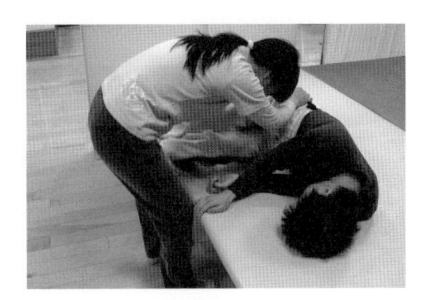

図7-52．

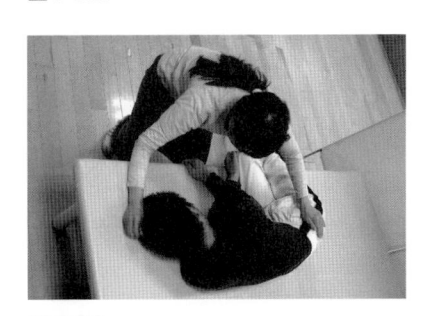

　この時の両下肢はなるだけ交差させ，支持基底面を広く取るとうにすると良い（図7-53）．

図7-53．

　頭と上半身は半腹臥位で屈曲位となり支持基底面を広くとり，起き上がる方向への体重移動のしやすさと安定性を図っておく（図7-54）．

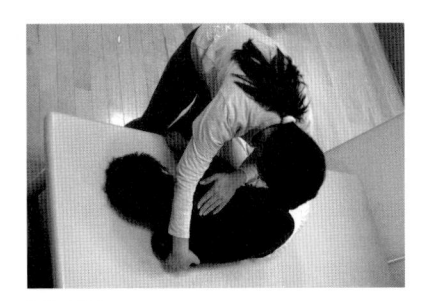

図7-54．

②頭部・上肢帯

頭の回旋運動を利用し頭と上半身の重みを肘に乗せる．

肘から手掌へ重みを移し本人が手掌でベッドを押すと，さらに重みが大腿部から両坐骨に移動し座位姿勢になり両足底部が床につく．介助者はこの時肩甲帯から肩に手を置き，頭部から上半身の重みを前方に移動するように，頭が孤を描くようなイメージで徐々に前方へ起こして行く（図 7-55，56）．

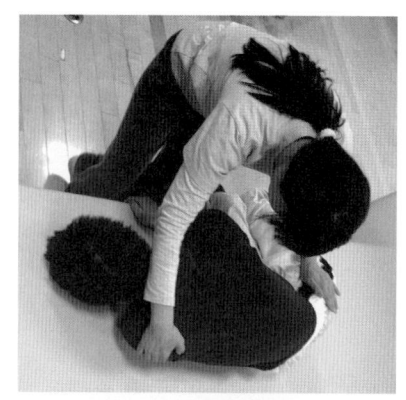

図 7-55.

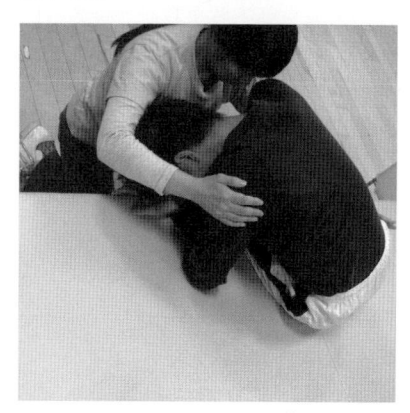

図 7-56.

③上肢帯から骨盤帯へ

　本人が上肢でベッドを押すなどの協力動作ができない場合の介助者は，上半身を支えながら前方に掛った身体の重みを下側の大腿部から骨盤さらに反対側の坐骨へと順に重みが移動するように，上側の骨盤に置いた手で押し込むように介助する（**図 7-57 〜 59**）．

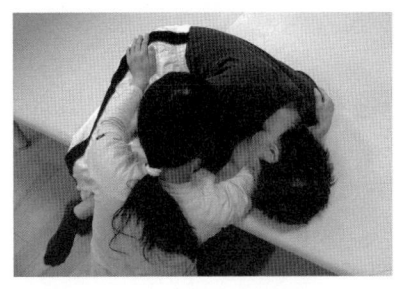

図 7-57.

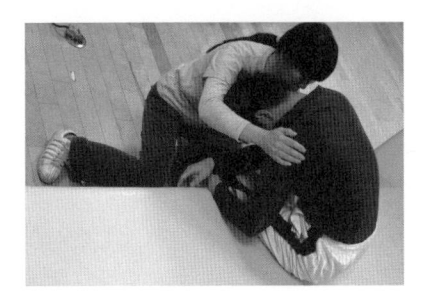

図 7-58.

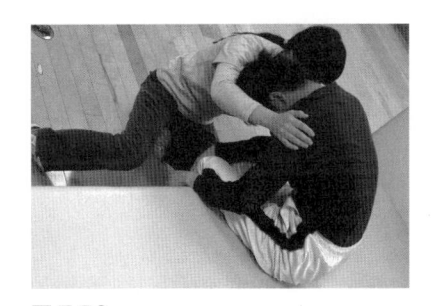

図 7-59.

　両坐骨から大腿後面に重みが移れば両足底をしっかりと床につけ，それぞれで身体の重みを支えるように座位姿勢を整える（**図 7-60**）．

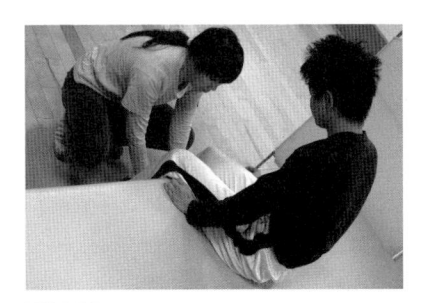

図 7-60.

7. 在宅医療で必要なリハビリテーションの評価とテクニック

6) 立ち上がり

座位姿勢からの立ち上がりを行う．

この時身体の重みは両坐骨にある．

この重みを両足底に移動させた結果が立位であり，その過程が立ち上がり動作である．

①準備動作

両足を手前に引く．

このことで臀部と足底の距離が近づき臀部の重みは前方の足部に移動しやすくなる（**図7-61**）．

介助する場合には，両手を引きながら頭を倒す「おじぎの姿勢」を誘導する（**図7-62**）．

頭をおじぎする動作は頭の重みを利用して脊柱の屈曲から骨盤を引き寄せ，臀部の重みを両足底に移動させる動力源として働いている．

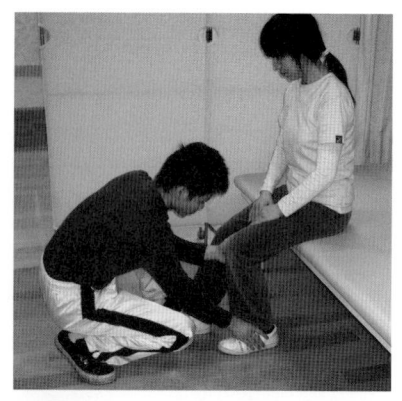

図7-61．

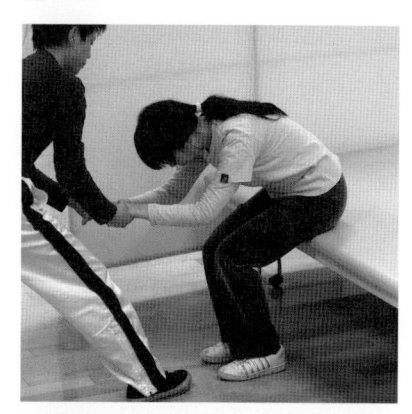

図7-62．

②体幹の誘導と膝の伸展

十分なおじぎの誘導により両足部に臀部の重みが乗り切れば，臀部がベッドより引き上げられる（**図7-63**）．

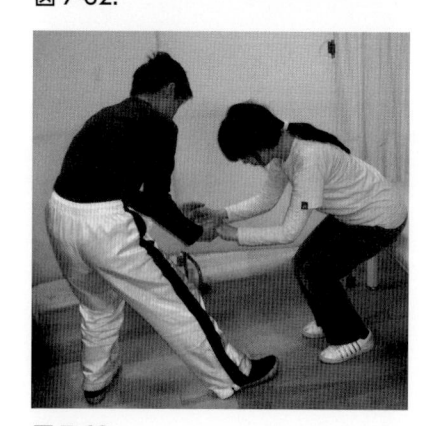

図7-63．

臀部の引き上げと同時に膝の伸展も始まり両足底に体重が完全に移動する．この時点から体幹は伸展の動きに切り替わり，立ち上がりの方向に動きが誘導される（**図 7-64**）．

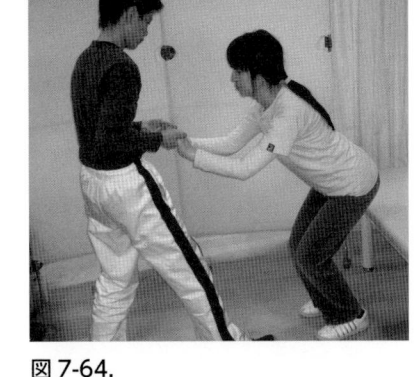

図 7-64.

　重心が両足底の支持基底面内に入り安定する立位となるまで，体幹を完全伸展させることが重要である（**図 7-65**）．

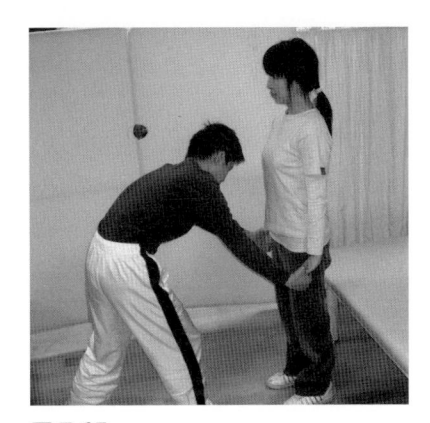

図 7-65.

7) 車いすへの移乗（右側への移乗）

　移乗動作は立ち上がりのように，臀部の重みを両足底に均等に移動させているわけではない．

　日常的に行われている移乗は，重力に大きく逆らい身体を持ち上げることなく，身体の回旋運動を利用して行われている．介助者もこのことを意識して介助に関われば，腰痛を起こす持ち上げ介助から解放される．

①準備動作

　そのためには，車いす側の臀部から大腿部を前方に引き出し身体を斜めに構え，車いすまでの距離を短くしておく．

　車いす側の下肢は，斜め前方の車いすの方に出し支持基底面をなるだけ広くつくる（**図 7-66**）．

図 7-66.

②介助の開始

　軸足となる左足部に臀部の重みを乗せる目的で，左下肢の方向へ頭を屈曲し体幹の屈曲を誘導する（**図 7-67，68**）．

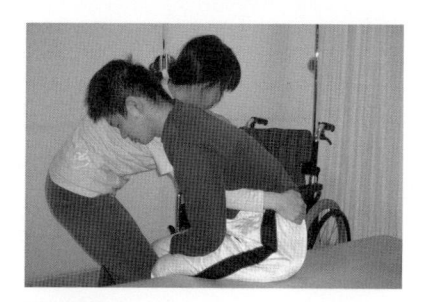

図 7-67.

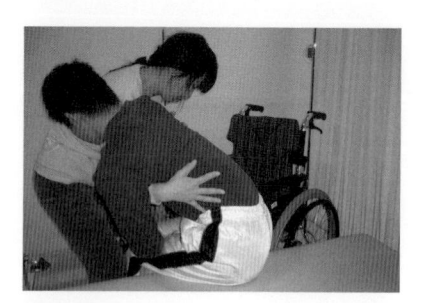

図 7-68.

左軸足に重みが乗り臀部が持ち上がれば軸足を回転させ左膝も伸展させながら，車いす側の右の骨盤を回旋させ身体の方向を左へ転換させる（図 7-69）．

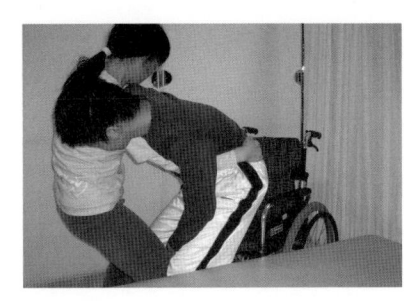

図 7-69.

　車いすの方向にしっかり臀部が向けば体幹が十分な立位姿勢を取る前に車いすに腰を下ろす（図 7-70）．もし，本人が軸足側の左上肢でベッドを押し上げ臀部の持ち上げを行えば膝の伸展，骨盤の回旋が促進されより自然な移乗となる（図 7-71）．

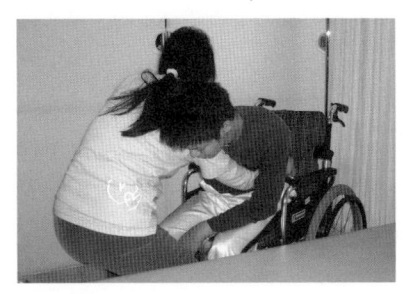

図 7-70.

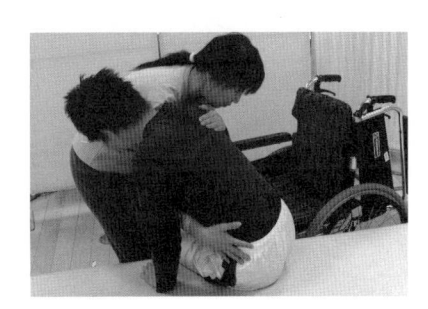

図 7-71.

7. 在宅医療で必要なリハビリテーションの評価とテクニック

b. ADL の組み立て

　ここまでで，在宅生活を継続するための，リハビリテーションの観点からみた「身体管理」の方法について，介助者が行う「基本介助テクニック」を中心に述べてきた．次に ADL などの応用動作[*4]を介助する場合を考えてみよう．

　全ての ADL は，起居移乗などの基本動作と移動の組み合わせで成り立つ応用動作である．基本動作を行う際に必要な機能があれば，その組み合わせで応用動作はできることになる．このように基本動作が容易で安楽に行える方法であれば，ADL も容易で安楽に行えるはずである．提案してきた「正常な動きをもとにした介助方法」は，そのまま ADL にも取り入れることで，効率的な ADL が可能となる．在宅医から在宅リハスタッフに対して，「できる」「できない」の ADL 評価に止まらず「正常な動きがどうしてできないか」「どうすればできるのか」にまで立ち入った「動作評価」の依頼をしておきたい．

　本人・介助者共に日常の ADL で良い動作を繰り返し行ってこそ，獲得した能力を良い状態で維持できる．とは言っても，機能障害を抱えると「正常な動きをもとにした ADL」を本人の能力だけで行うには限界があり，そのことだけに拘ると生活の拡大を妨げることにも繋がる．それを回避するには，正常な動作を支援しつつ ADL 及び日常関連動作（instrumental activities of daily living：以下 IADL）を拡大する方法を検討していく必要性が生まれる．この時リハ手法として，住宅改修や福祉機器を導入し生活の基盤づくりを行う「住環境整備」という方法が用いられる．本人の動作と住環境が上手く組み合わされれば，本人の持つ潜在能力が十分に引き出されることになる．むろん ADL および IADL[*8]は高い QOL を獲得し，在宅生活の継続も実現できる．

　こうした「住環境整備」の検討が，画一的な生活からの転換に繋がることを，本人・家族に伝えることも在宅医の役割と言えよう．

　よって，食事・整容・排泄・更衣・入浴・移動を含む ADL や IADL などの生活の拡大を支援するには，「住環境整備」と合わせて検討をする必要があるため，8 章「生活の質を高める住環境整備」で詳述する．

注
* 1　ADL（Activities of Daily Living）：日常生活における基本的な動作や活動能力のことで，「日常生活動作」「日常生活活動」「日常生活活動性」などと翻訳される．本書では，「日常生活動作」の語義で使用するときもあれば，「日常生活活動」あるいは「日常生活活動性」の語義で使用することもある．必要に応じて，（内に）翻訳を付記した．
* 2　不十分な姿勢管理：「姿勢管理」はリハビリテーションの要諦のひとつである．

* 3 ずっこけ座り（すべり座位）：骨盤が後傾し，おもに仙骨部で体の重みを支えている座位姿勢．正常な座位姿勢では，両坐骨で身体の重みを支えている．
* 4 応用動作：寝返り・起き上がり・座位保持・立位保持などの基本動作に移乗・移動を組み合わせて行われる動作（日常生活動作は基本動作と応用動作の組み合せから成り立つ）
* 5 重力の落ちていく方向：重力が向かう方向（重心のかかる方向）を言う．重力の向かう方向を表す言葉に，「重心線」「alignment」などの言葉も用いられる．
* 6 ポジショニング：身体の筋緊張を緩め安楽な眠りと動作のしやすさを提供するテクニックである．効果は，関節の可動域の改善による全身状態の安定と動作性の向上およびADLと生活の拡大である．
* 7 ギャッチアップ（Gatch up）：調整機能つきベッドを使い，背中や足を挙げること．
 Dr. willis D. Gatch 氏：外科医
 ドクター　ウィリス　ディー　ギャッチ（ガッチ）氏が病院の調整ベッドを発明したギャッチ氏の名前に由来し，調整機能ベッドで背や足を挙げることをギャッチアップと言うようになった
* 8 日常関連動作（Instrumental Activities of Daily Living）

（田中久美子）

8 ADLと生活の質を高める住環境整備

I．「住環境整備」で生活の質が変わる

a．「住環境整備」の位置づけと意義 (図8-1)

我々は「生活自立障害」を抱えたままでも「その人らしい」在宅生活の継続をかなえたいと考えている．介護負担の軽減と自立を高めるADLの獲得，生活範囲の拡大によるQOLの向上，さらに廃用の予防と機能の維持が在宅生活の継続を保障する．そしてそれは十分な「生活の基盤づくり」の上に成立するものである．リハビリテーション（以下リハ）では，生活の基盤を「住環境」と考え，基盤づくりは，「住環境整備」の考えに基づき行われる．この章では，「住宅改修や福祉機器の導入」を中心とした「住環境整備」の手法を紹介する．

また，これら「住環境整備」は，在宅生活の継続を支援する手法である「住環境調整」の中の重要な要素として位置づけられている．

住環境整備として「住宅改修や福祉機器の導入」に関わるようになると，ややもすると，「すまいの改修とモノのレンタルや購入をする」ことが目的のよ

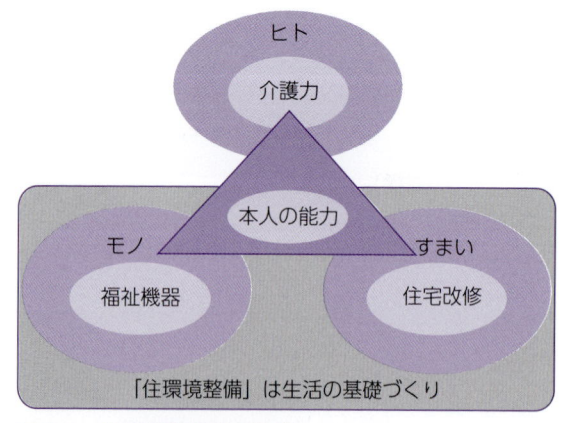

図8-1．住宅環境調整の要素

うになる．それらは手段であって，本来の目的は，「生活を変える」ことにある．在宅支援者に求められている真の能力は，「生活を変えるためのコーディネート力」であり，「生活を変える力」である．

　医療的管理を含めた生活支援を要す在宅では，医師がコーディネート役を担うことで，本人・家族の速やかな理解と判断に繋がり，結果を大きく左右することを認識しておきたい．むろん，有効な導入方法を提案することも重要であり，改修方法や福祉機器の特性を熟知する建築士や福祉用具プランナー，リハスタッフなどの専門職に依頼することも，医師としての重要な役割である．「住環境整備」においても，リハ理念である「チームアプローチ」による支援を重視しておきたい．

1）住環境調整の基本的な考え方

　リハで言う「住環境調整」とは，「人的環境整備」（ソフト）と「住環境整備」（ハード）の2つのツールから成り立ち，実際場面では，これら2つのツールを組み合わせながら行われる．

　こうした「ヒトとすまいとモノの整備」による「住環境調整」の成功は，介護負担の軽減とADLおよびQOLの向上に繋がり，在宅生活の継続を後押しするばかりでなく，より快適な生活を保障してくれる．

　具体的アプローチでは，人による「正しい動作介助の導入」がなされて，不足したADLを補う目的で「住宅改修」および「福祉機器の導入」がコーディネートされる．医師が，コーディネート役を担うことが理想であるが，まずは生活の基盤づくりの重要性を認識し，リハスタッフ（PT・OT・ST）や福祉住環境コーディネーターに，「住環境整備」の依頼をすることから始めたい．病院入院中の患者であれば，リハスタッフに「退院前家庭訪問」の処方を依頼する，または，自宅で生活されている方であれば，ケアマネに「訪問リハ」の依頼を行えば，「住環境調整」の一環として「住環境整備」を導入することができる．

2）人的環境整備（人的支援）

　「人的環境整備」では，「生活自立障害者」の動作介助に関わるすべての人を「人的環境」と捉え，この時の人の関わり方が，機能障害の維持・向上を左右すると言っても過言ではない．在宅で提供される「人的環境整備」とは，"家族とヘルパーやデイケア，デイサービスなどの介護サービス"など，動作介助に関わるすべての人を指している．これら介護を提供する人の関わり方が重要なカギとなる．介護者が「できないADL」を介助する場合は，「自然な動作に合わ

せた正しい動作介助を導入する」ことが重要となる．その関わり方が，動作の自立促進と二次障害予防に繋がり，より良い身体づくりに貢献するからである．

「人的環境の整備」を行う際に専門職に求められる具体的手法は，7章の「評価とテクニック」で述べたので，ここでは割愛する．

3) 住環境整備（物的支援）

「住環境」とは，本人を取り巻く「人以外の環境」を指している．リハアプローチでは，「すまい」のバリアフリー化を勧め，また，不十分な動作には，動作を補う「福祉機器」を導入する手法で，「住環境整備」が行われる．

b.「住環境整備」（住宅改修と福祉機器）の導入と評価ポイント

「住環境整備」とは，生活全般を見渡し「生活をコーディネートし生活をより良く変える」ことにほかならない．まず本人・家族がどのような生活をしたいのか，その上でそれを可能にする生活動作を想定してみる．この時の評価で，本人にとって"いかなる動作が不可能か"が明確になり，これを補う目的で「住宅改修」と「福祉機器」が提案されるわけである．これに関わるリハスタッフは，動作を分析する評価力に加え，住宅改修の方法や導入すべき福祉機器の具体的な提案ができる能力も問われることになろう．しかし，"行ってほしい動作方法"と"住宅改修や福祉機器導入の目的"が明確に提案できれば，住宅改修の方法や機種の選択は，専門家である建築士や福祉用具プランナーに任せるようにしたい．リハスタッフと種々の専門職が，それぞれの専門性を活かしてチームで取り組めてこそ，より良い「住環境整備」が可能となるからである．

1) 住環境整備導入のプロセス
―目的の確認と評価およびモニタリングの重要性―

導入の実際では，「本人・家族がどのような生活をしたいのか（望む生活スタイル）」が，住環境整備導入の目的となる．「望む生活スタイル」を達成するためには，一日の生活の流れに沿って生活をできるだけ"具体化することが重要な評価"になる．

そのためには，①生活の基本となる ADL の様式（洋式・和式）をどうするか，②生活の範囲をどこまで拡大したいのか，③一日の生活の流れに沿った動作方法をどうするのか，④動作を誰が（本人か介助者）どのような方法で行うのか，を聴取しセラピストによる動作分析評価を加えて，最終的に⑤現実に可能な「生活スタイル」を決定する．なお生活範囲内の住宅構造についても調査しておく．なお，本人・家族より十分に情報収集ができない場合には，ケアマ

ネジャー（以下ケアマネ）より本人・家族の想いや生活状況を聴取し，可能であれば，自宅に訪問する際の同行を依頼しておきたい．

さて，「決定された生活スタイル」の実現は，上述した，「人的環境整備」と「住環境整備」を用いた「住環境調整」の導入により行われる．後者の「住環境整備」の具体的方法が，「住宅改修と福祉機器の導入」になる．

いざ実際に，住宅改修の内容を決定する，福祉機器の機種を選択するとなれば，専門職の知識や技術が必要になる．また，福祉機器を使用する人の操作能力が結果に影響するため，導入後の効果を予想することは，経験豊富な熟練者であっても難しいものである．本人・介助者と共に福祉機器の展示場などに足を運び，想定された住宅の中で，事前に，福祉機器を試してみることを勧めておく．こうした実際の評価があってこそ，的確なアプローチ方法を見出し，失敗を未然に防ぐことができよう．

失敗例では，改修による生活様式の変化や新しい福祉機器の導入が，既存の生活の中に適切に組み込めず，種々の問題を引き起こし，問題の本質を解決できない場合がある．例えば，ふとんからの立ち上がりができなくなったことを理由にベッドを導入したとしよう．ところが，他の日常生活は，家族と共に畳で座り食事をとる，こたつで寝ころんでテレビを見る，などの和式生活のため，ベッドからの立ち上がりだけが解決しても，他の生活場面では"畳からの床上動作ができない"ことに変わりはなく，問題は解決していないことになる．

あるいは，トイレ動作の自立を目標にトイレを"車いす用トイレに改修"したとしよう．トイレでの動作は自立したが，トイレまでの廊下幅が狭く，車いす自走ができず移動には介助が必要なままであれば，トイレが自立したとは言い難いことになる．住宅改修や福祉機器の導入時には，生活の中でヒトとモノが常に干渉し合うことを認識し，相互関係についての検討を十分に重ねるように心がける．

その観点から，事前に①から④の評価を丁寧に進め，必要な住宅改修や福祉機器が想定できれば，"介助負担が軽減されない"，"使用されない福祉機器が残される"という失敗例が少なくなるであろう．

また，改修や福祉機器を導入した後は，改めて目的が達成されているのかを確認しておくことも忘れてはならない．アプローチ結果の確認だけでなく，導入後に思いもよらない問題が発生していることを発見するからである．本人・家族の状況は日々変化している．変化に応じた評価による解決へのプラン立案，

8. ADLと生活の質を高める住環境整備

効果判定のためのモニタリングを行えば，その後の問題発生も未然に防げるであろう．問題を発見しても，詳細な評価が問題解決の糸口を与えてくれ，早期対応も可能にしてくれる．

目的から始まり評価さらにモニタリングに至るまでのプロセスを基本として，忠実に実行されることが重要なポイントと考える．

2) 住環境が身体に及ぼす影響

本人や家族の気がつきにくい生活環境の不備や身体機能の予後にも配慮し，専門職としての新たな提案も勧めておきたい．

代表的な環境不備では，"転倒の原因となりやすい環境"が挙げられる．床に置かれた日用品や敷物，敷居の少しの段差が移動時の障害物となる，スリッパ使用での移動やスリッパ・靴の履き換え動作，浴室内の滑りやすいマット，曲がりの形状をとる階段（図8-2）などは，バランスを崩し易い環境であり転倒に繋がる．些細なことがらのように認識されがちだが，これらの改善は重要である．危険を伴うことを説明し，必ず何らかの対応をしておきたい．

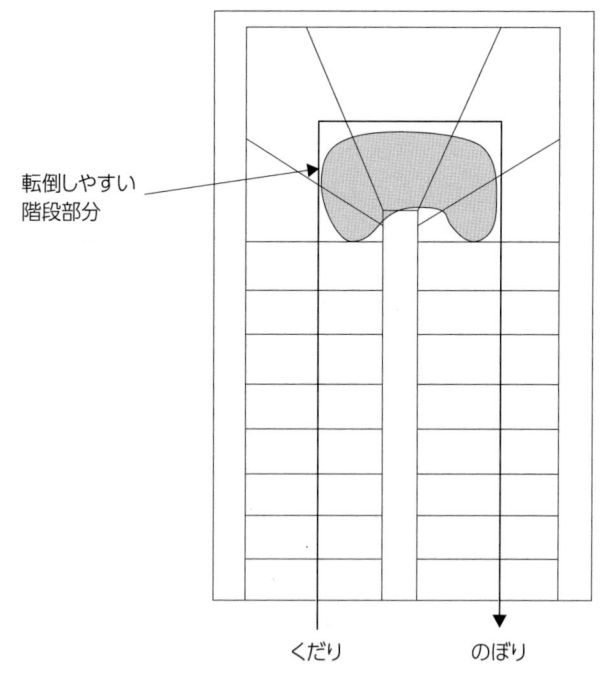

図8-2. 転倒しやすい曲がり階段

また，"人に備わった自然な動作"を引き出し，二次障害を予防する目的で福祉機器を導入して行くことの重要性も強調しておきたい．身体機能の維持・向上を促せ，身体機能の予後にも良い影響を与えることを認識し，すでに可能な動作であっても，"自然な動作でより容易な動作"となるように，住環境整備を検討する．「起き上がりの支援としてのベッドの導入」や「立ち上がり・移動しやすさを誘導する手すりの導入」，「両下肢での体重支持を促すための移乗設定」など，"人に備わった自然な動作"を引き出すように導入していく．また，「リフトの導入」は，ADL全般にわたりできない動作を可能にする利点がある．また，ハンモック状になったリフト用シートがポジショニングと同様の効果をもたらし，使用中は身体がリラックスし筋緊張が緩み拘縮の予防にも繋がる．

II．福祉機器導入の意義

　福祉機器とは，心身の機能が低下し日常生活を営むのに支障がある人の自立を支援し，介護する人の介護負担を軽減する目的でつくられている．福祉機器を導入することは，本人および介護者にとっては"動作が安楽にできる"利点がある．この"安楽な動作"は，"合理的な動作"でもあり，介助量の軽減と共に自立動作を生むことにも繋がる．こうした，"自立動作の成功体験"が，本人のモチベーションをあげ，さらには，潜在能力を引き出し生活の拡大を与えるきっかけとなる．

　これらの効果を生むには，福祉機器の特性を熟知し，有効な導入の仕方を提案できる専門職の介入が急務であり，医師からの積極的な依頼が望まれる．

a．福祉機器の選び方と使い方
1）福祉機器を適切に選択する意義

　生活自立障害者にとって動作をサポートする福祉機器は，在宅生活継続のために欠かせないものである．福祉機器選択が不適切な場合，動作の改善に至らないばかりではなく，身体に悪影響すら起こしかねない．また，選択を間違えたためにうまく使用できなかった福祉用具は，「良くない福祉用具」のレッテルを貼られる場合すらある．その意味で，福祉機器の選定には慎重であるべきである．

　しかし，福祉機器の種類は多種多様であり，適切に選択することは容易ではない．正しい知識と適切な評価に従い，正しくプロセスを踏んで導入していき

たい．こうして選ばれた福祉機器は，在宅生活を支援し「生活を変える」有効なツールと成り得る．

2) 福祉機器導入のプロセス

以下のポイントに従い本人・家族の意向を確認し，専門的な評価を加え，福祉機器の有効性を確認し，導入を勧めれば失敗が少なく効果的な導入が可能になる．

・本人・家族がどのような生活をしたいのか（望む生活スタイル）
・ADLに重点を置いて，生活の中に和式と洋式をどのような割合で取り入れるのか
・生活範囲をどこまでにするのか（自宅内での移動範囲，屋外の活動範囲）
・本人の動作能力および介助力の評価
・実際の動作能力の評価
・導入したい機器は，誰が（本人か介助者か，また両方か）どれぐらいの比率で使用するか（誰がどのような目的で使用をするかは，機器の選定に影響するからである）
・目的と使用者を確認し適合した機種を決定
・生活の中で動作に矛盾が生じていないか，福祉機器同士が干渉しあっていないかを確認
・決定された福祉機器の機能性を知り有効的な使い方を習得
・実際に試用し目的が達成できたかを確認

導入直後は，新たな問題が発生していないか，提供後に状況が変化していないか，を確認する．導入後は，モニタリングを定期的行いフォローすることが重要となる．

何か問題が発生した場合も，上記のプロセスに従い再び，再度目的の確認，再評価，プランの立案試行，再導入，確認，モニタリングを繰り返す．

b. 安楽に眠る・ベッド上の動きを助けるためのモノ選び：マットレス

1) マットレス選択のポイント―マットレス選択の大切さと難しさ

①マットレス導入の目的とマットレス特性（体圧分散性）との関係を知る

マットレス導入の目的は，安楽な睡眠の提供と，褥瘡の予防・改善や，マット上での動作を支援することである．この目的を満たすには，マットレスの種類と硬さが大きく影響する．

マットレスは柔らかさが増すほど，身体がマットに沈み込み，接触面積が広くなり，体圧分散性が増し，筋緊張を緩め身体をリラックスさせる．
　一方硬さが増せば，身体を支え，動く方向に身体を押し出す反力が増し，動きを支援する．この特性に基づき，目的に合わせてマットレスの種類と硬さを選択していく．
　ところが，"筋緊張を緩めつつ身体の動きも支援する柔らかさと硬さの程度"を，どう判断するのかが課題となる．正常な人でも個人差があり，使用する人の身体構造と運動機能を見極めて，安楽性と動きやすさのバランスを考慮し，マットレスを選択しなければならない．

②使用者の身体構造と運動機能（動作能力）を評価する

　例えば，マットレスの硬さが同じであっても，体重のある人では身体の重みでマットレスへの沈み込みは強くなり，体圧分散性は増す．その半面，沈み込むことにより，動きを妨げることにもなる．また，人により睡眠中の体動する力や寝返りをする回数の違いもある．
　例えば，体重が軽く，体動する力が弱く頻回に寝返りをする人であれば，若干硬めのマットレスを好むのかもしれない．"安楽さのための柔らかさ"と"動きやすさのための硬さ"は，正常な人でも千差万別である．心地よさと寝返りやすさへの感じ方も千差万別であろう．
　まして障害を伴えば，身体機能構造や運動機能の影響も重なり，廃用や褥瘡発生のリスクが増す．身体機能構造においては，特に関節の変形や拘縮・骨突出の有無や程度，皮膚の状態を評価しておく．運動機能では，機能評価に止まらず実際の動作を行い，何ができて何ができないのかにまで及んだ評価をしておきたい．リスクの程度を判断するには，これらの評価に加えて，栄養状態，排泄状態（失禁の有無）の評価も必要になる．

2）導入時のポイント

　マットレスの特性を知り，使用者の評価を行い，導入時の目的を明確にしてからマットレスを選択し提供する．判断を誤り提供すれば，効果が得られないばかりか悪影響をもたらす場合もある．
　例えば，褥瘡予防，改善目的で，マットレスを導入したとしよう．圧分散性を考慮し最も柔らかいマットレスを選択したいところである．しかし，柔らか過ぎるマットレスは，身体が沈み込んで動きを阻害し，もともと可能であったはずの寝返りや起き上がりができなくなることがある．また動作が自立してい

る場合には，マットレスの硬さを問題にする必要はない．

さて，日中と夜間では動作能力に差があり，夜間に動作能力が落ちる方も存在するであろう．硬いマットレスを使用すれば，一晩で褥瘡が発生するであろう．マットレスの硬さは，種類により微妙に違いがあり，一律に判断し選択することが難しい．失敗しないためには，十分に動作を確認した上で選択したマットレスであっても，一度は必ず，試用しておくことを勧める．

3) マットレスの分類 (表 8-1)

マットレスは，汎用タイプマットレス，高機能タイプマットレスの2種類があり，高機能タイプの中に自動体位変換できるマットレスが含まれる．高機能タイプとは，「厚さが15cm以上のもので，頭側挙上した際の体圧が20mmHg以下になるもの」である．

一般的な目安として，褥瘡危険因子が軽度のレベルでは，マットレスの厚さが10cm程の汎用タイプの体圧分散マットレスを選択する．危険因子が，中等度から高度レベルで褥瘡があれば，厚さ15cm以上の高機能マットレスを用いる．自動体位変換マットレスは，マンパワーが不足し体位変換ができない場合に用いると良いと言われている．臨床の現場では，動作能力を含めて危険要因の程度，褥瘡の程度，介護力の3点から総合的に判断しマットレスを選択している．

例えば，ある程度動けるが褥瘡発生の危険性もある方の場合，特にマットレス選択は難しく，全身状態（皮膚の状態を含む）や動作分析，さらに介護状況

表 8-1. 体圧分散式マットレスの分類

汎用	静止型	ウレタン系
		天然ゴム系
		ゲル＋ウレタン複合系
		エア系
		ウオーター系
	圧切換型	エア系
	特殊マットレス	体位変換機能
高機能	圧切換型	エア系
	自動体位変換	高機能系

（日本在宅褥瘡創傷ケア推進協会 編：床ずれ「褥瘡」ケアナビ在宅版より抜粋）

など生活全般の評価ができるリハスタッフ（PT・OT）に依頼し，チームで情報を共有しながらマットレスの選択を行いたい．

4）導入後の注意点（通気性と発汗）

マットレスはウレタン素材でできており，使用すれば通気性が悪くなることは免れない．全身状態や動作能力により使用開始後に発汗が増す場合もある．褥瘡には，皮膚トラブルが大きく影響するため，通気性を改善するパッドやシーツの併用を早急に検討したい．発汗の原因を探り，身体の不安定性からくるものであれば，ポジショニングの導入も検討する．また，尿便失禁はそのこと自体がさらに通気性を悪くさせ，褥瘡や接触皮膚炎などの皮膚トラブルの原因にもなる．マットレス導入後も，使用者の浮腫の有無など全身状態を総合的に評価する目を持ちたい．

5）マットレスの効果

マットレスがもたらす効果は，「気持ちよくリラックスして眠る」，「機能的な潜在能力の発揮を支援する」，「褥瘡の予防や改善を図る」ことにある．これらの効果は，7章でも述べた「姿勢管理」によってもたらされる効果と同じである．マットレスの適切な選択は「姿勢管理」へ配慮することであり，誤嚥性肺炎などの二次障害の予防・改善にも繋がり全身状態を維持・向上していく上でも重要である．

マットレスの選択が「姿勢管理」における重要な環境因子となり，ひいては全身状態や活動性に大きく関与することから，一人ひとりに合わせて正しく選択していきたい．

c. 安全に寝起きするためのモノ選び：ベッドとその周辺用具

1）ベッドを上手に選ぶポイント

①だれが主に使用しどのような動作をするか（使用目的）

ベッド上で主に介助されて生活する方の場合は，本人に苦痛がなく安定した姿勢を提供でき，介助者が行う介助動作にも配慮できる機能を有したベッドを選択したい．例えば，ベッド上での更衣・排泄介助では，介助者が腰を曲げずに介助できる高さにまでベッドが昇降できると良い．

口腔ケアや食事の介助では，ベッドの背上げ機能のみを使い身体を起こした時に発生する「ずっこけ座り」（すべり座位）を軽減したい．この場合，ベッドの昇降機能，背上げ，膝上げを別々に行うことができる，3モーターの機種を選択しておく．このようなギャッチアップが可能な電動ベッドを選択して

8. ADLと生活の質を高める住環境整備

おけば，口腔ケアや食事の介助時の「ずっこけ座り」を軽減できる．ギャッチアップ機能があれば，ベッドの膝上げ機能で，まず，骨盤の後傾を促し骨盤が下方に滑ることを止めておき，ベッドの背上げを行うことができる（図8-3）．

この操作を交互に使用し起き上がり姿勢をとれば，姿勢の傾きを防止でき「ずっこけ座り」が軽減できる．また，寝る人の股関節とベッドの背上げの位置，膝の位置とベッドの膝上げの位置が合うことで，ギャッチアップ姿勢をより効果的につくることができるのでベッドの大きさにも注意して選択しておきたい．

こうしたベッドの操作方法を推奨すれば，骨盤への圧とずれの軽減も可能となり褥瘡発生の予防にも大きく貢献できる．また，ベッド操作を行うと同時に，姿勢安定のためのポジショニングの導入も検討しておくと良い．

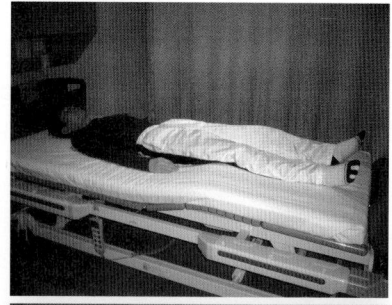

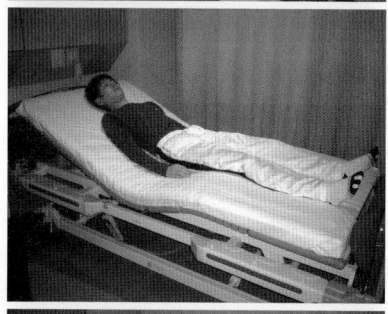

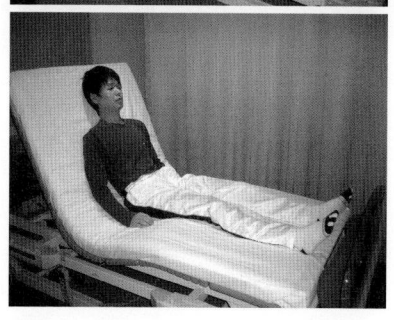

図8-3. ギャッチアップ機能を使用した背上げ

②洋式生活への変化

ベッドは据え置き型の福祉用具であり，導入すれば，ベッド周辺が洋式生活に変化する．ベッドの大きさは，縦2000mm×横1000mm程ありベッド横で介助することを考えればベッドを置く部屋にある程度のスペースが必要となる．また電動ベッドの重量に耐えうる床構造も必要となる．

使用者が"ベッドから離れた生活"をする場合は，すべてのADLを確認し，他の福祉機器とベッドが干渉し合うことがないか，お互いの使用時の相互関係に配慮しておく．具体的に述べると，ベッドと床走行リフト，ベッドとポータブルトイレ，ベッドと車いすなどでは，使用時に用具同士が干渉し，使用で

ない，使用しにくいなどの問題が生じやすい．

例えば，ベッドから床走行リフトを使用し車いすへ移乗をすることを想定したとしよう．ベッドの機種によっては床走行リフトの足の部分がベッド下に挿入できず，使用できないことがある．また，ベッドとポータブルトイレの高さが違うために座位移乗がしにくい場合もある．このように一つひとつの用具としては使用者に適用しているように見て取れるが，実際に使用してみると用具同士が干渉し合うので注意して選択したい．

下肢の機能障害などでふとんが使用しづらくなると，安易に導入されるのがベッドでもある．障害を伴う場合は，ベッドであれども福祉機器導入のプロセスに従い，目的を明確にし専門職のアドバイスを受けつつ，適切な選択を心がけたい．

2) ベッドとその周辺用具を活用し自立した動作を支援する

①介助によるベッド上での起き上がり
（褥瘡予防とギャッチアップ姿勢の安定）

主にベッド上で生活する方の場合は，上述したように介助者の介助を容易にし，褥瘡発生を防止し，ギャッチアップ姿勢を安定させる3モーター機能の電動ベッドを導入すると良い．

②起き上がりの自立を促す方法

平らなベッドから自力で起き上がれない場合は，ベッドの背上げ・膝上げ機能を使えば起き上がりが容易になる．人により起き上がる能力には違いがあり，起き上がり方を評価した後，不足した能力をベッド操作で介助する．

例えばベッドの背上げ機能で若干頭部を起こせば，自力で側臥位となり足をベッドから下ろして起き上がれる場合がある（図8-4）．また，まず側臥位になり，次に背上げ機能で自分が起き上がれる角度にまで上げれば，起き上がれる場合がある．

これらの動作にあたっては，本人や介助者の操作能力に合わせて，どちらがベッド操作を行ってもよい．

③安定した端座位がとれる

ベッド上でのギャッチアップ姿勢は，足底で体重を支えていないので，本来の意味では，座位とは言えない状態である．足底が床に着く端座位からを座位と呼ぶ．生活の拡大のためにも安定した端座位を積極的に生活場面に取り入れていきたい．

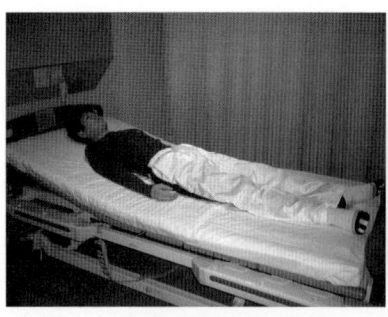

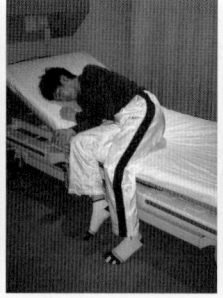

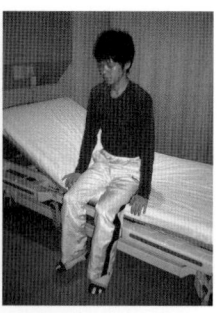

8. ADLと生活の質を高める住環境整備

図 8-4. ベッドの背上げ機能を使用した起き上がり

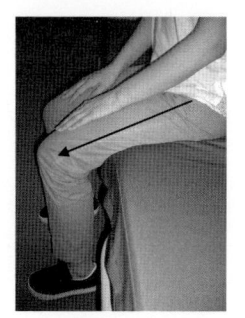

図 8-5. 柔らかいマットレス 　　　図 8-6. 硬いマットレス

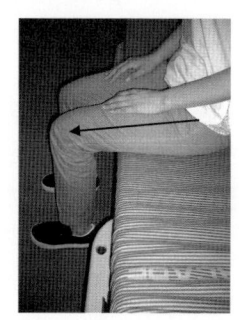

　ベッドで安定した端座位をとるには，本人の足底が床に着き，足底で体重を支えることが条件である．電動ベッドであれば，昇降する機能を使い，ベッド高を本人の足の長さに合わせ，安定した端座位をとることができる．また，端座位をより安定させるためには，上肢で把持する移動バーや上肢前腕で体幹を支えるテーブルを利用すると良い．

　ベッド上端座位では，座面が柔らかいと座位が不安定になることを意識しておきたい．この場合，マットレスの端の硬さが座位保持能力に大きく影響している．例えば，端の柔らかいマットレスで端座位をとれば，ベッド端が沈み込み床方向へ下腿が引かれ身体が滑り落ちる原因になる．褥瘡改善目的で圧分散性の高いマットレスを選択した際には注意しておきたい．

④立ち上がりを支援する

　人が立ち上がる時には，足底に臀部の重みを移動させる目的で"おじぎの動作"をする．その動作を促す意味でも，立ち上がり介助の手すりは，前方に長

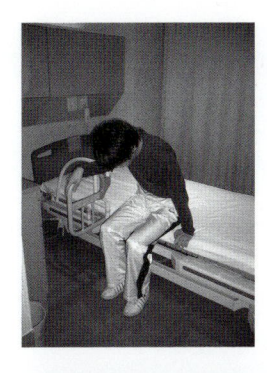

図 8-7. 移動バーを使用した立ち上がり

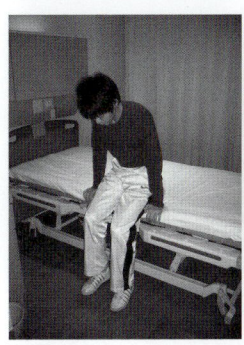

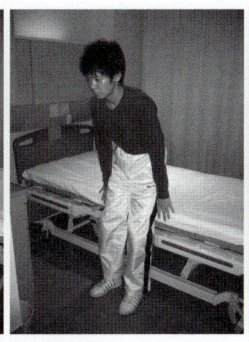

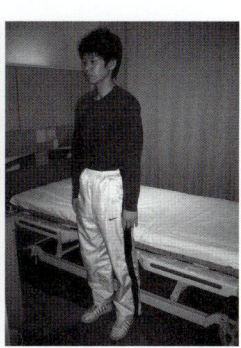

図 8-8. ベッドの昇降機能を使用した立ち上がり

い手すりが望ましい．移動バーなどでは，これを把持することで身体を前方へ誘導でき，同時に上肢での支持もできる（図 8-7）．

また，ベッドの昇降機能を使いベッド高を立ち上がりやすい高さにまで上げ，膝の伸展機能を助けると，立ち上がりが容易となる（図 8-8）．

d. ベッドから離床するためのモノ選び
　　：ベッド上での移動・移乗用具

1）ベッド上での移動方法

ベッド上での移動は，大きくは上下・左右への移動に分類される．7章で述べたように自力または介助をする場合も，"正常な動きに基づいた動作"を行うことは言うまでもない．動作の自立に向けて，不足している動作を補助する目的で種々の福祉用具が用いられる．

動作の自立を考える時，"動きを構成する要素"に着目する．身体の動きをみると，"重みを支えて動きを止める部位"と"運動を起こしていく部位"が

93

8. ADLと生活の質を高める住環境整備

ある．"重みを支える部位"には固定を助けるために滑りを止める滑り止めマット（図8-9）などを用いると良い．"運動を起こしたい部位"には，動きを助ける，滑りやすい「スライディングシート」（図8-10）や「マルチグローブ」などを用いると良い．

動作の実際として，頭側方向への移動について述べてみよう．膝を立てた足部の下に滑り止めマットを敷き，本人あるいは介助者が足部でベッドを蹴るようにすれば，身体は頭側上方に容易に移動する．その時，頭部から体幹にかけて「スライディングシート」を敷くと摩擦がより軽減され，身体は頭側上方へさらに移動しやすくなる．

次に，全介助の方の横方向への移動について述べてみよう．身体の重みが最もかかっている肩甲帯や臀部に「マルチグローブ」を着用した介助者の手を差し入れ，介助者の上肢で重みを支えたままで水平に滑らせれば，容易に横移動ができる．

また，「リフト」であれば，スリングにより身体を持ち上げ，ベッド上のどの方向へも容易に移動することが可能である（図8-11）．

図8-9. 滑り止めマット

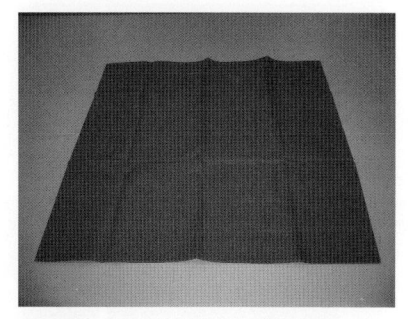

図8-10. スライディングシート

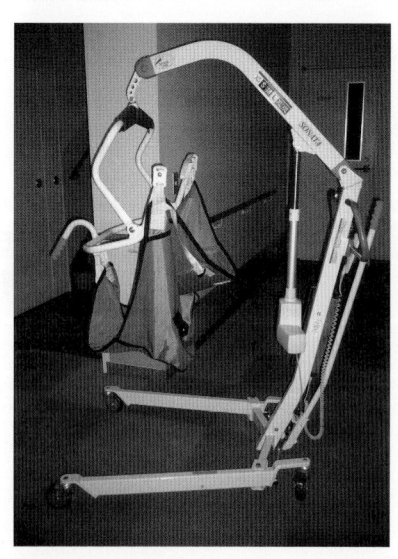

図8-11. リフト

2) 移乗の方法

一般的に，移乗は，「立位移乗」「座位移乗」「リフトによる移乗」の3つの方法に分類される．

分類にあたり，身体能力を評価し，「容易にできる移乗方法」を決定することがポイントである．移乗方法を決定する基準は，立位移乗であれば，自力または軽介助で立位移乗ができること，座位移乗では，立てないが座位が自力または軽介助で安定し中等度介助で移乗が可能なこと，リフトによる移乗は，立位・座位ともに全介助の場合に選択する．こうして無理のない移乗方法を選択し，さらに福祉機器を導入すれば，本人・介助者ともに身体に負担のない移乗が可能になる．

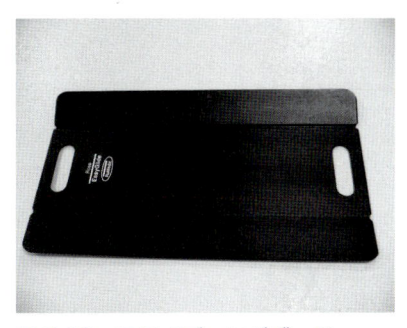

図 8-12. スライディングボード

移乗のための福祉用具には，体重移動の方向を誘導し体重を支える役割を担う「手すり」，体重移動の方向を誘導しながら，移乗を支援する「スライディングボード」（図 8-12）や「スライディングシート」，移乗のみではなく移動全般を可能にする「リフト」などがある．これらはできない動作を補助するという考えで導入していけば，介助量の軽減ばかりか動作の自立支援も促してくれる．

福祉機器導入のプロセスで述べたように，移乗や移動のたびに用具同士が干渉し合い動作の妨げにならないようにする．例えばベッドと車いす間で移乗を支援する用具を使った座位移乗を想定すれば，ベッドと車いすは同じ高さにするか，高低差をつける必要がある．また，車いすのアームレストは脱着式のものを選択しなければ，座位移乗は一人ではできず，移乗用のシートやボードなどを使用することもできない．導入時は，用具同士の相互関係を見極めつつ選択するように注意しておく．

e. 座位活動のためのモノ選び：車いす・いす

1) 座位の意義

ベッドから離れ生活を拡大するには"座位姿勢"への支援が重要となる．正しい座位姿勢で活動しなければ，姿勢の歪みが拘縮や種々の二次障害を引き起こすことを7章でも述べた．

座わった姿勢で「何をする」かにより，正しい座位姿勢に必要な条件も違っ

てくる．行いたい座位活動が決まれば，姿勢や座位能力を評価し，体に適した車いすやいすを選択する．さらにシーティングの必要性も同時に検討しておく．安定した座位から座位活動が担保され，生活の拡大が図れるので，車いす選択には最善の注意を払いたい．

2) 座位活動の要素

座位には，座ってテレビを見るなど"くつろぐ場合"と，更衣・食事・整容・排泄・入浴など，"座位で動作が伴う場合"とに大きく分かれる．正常な身体でくつろぐ場合の座位は，安楽である程度の安定した座位で良い．しかし，機能障害を有しなおかつ，「何らかの動作」を行うのであれば，動作を行う間は安定した座位を保つことが重要となる．座位には，姿勢の要素が重要であり，「リラックスできる姿勢」や「安楽でなおかつ傾かず座れる姿勢」の提供が求められる．通常のいすでは，身体を保持できないため，座位保持をサポートする福祉用具を導入した車いすの検討（シーティングシステムの導入[注]）が必須となる．

座位姿勢を適切に保持しない状態で，座位での食事を取り入れる，または，余暇活動の拡大などを図ることは，姿勢の歪みを助長し，時間の経過とともに関節可動域の制限や拘縮を招くことを意識しておきたい．

3) 車いすの選び方・使い方

①車いすの役割

車いすには大きく4つの役割がある．この要素を加味して，目的に合わせて車いすを選択する．

i) 安楽な座位：身体を保持し安楽な姿勢を提供する．身体に合ったサイズの車いすを選び，圧分散された座面の工夫も必要となる．座る時間の長さにより必要条件を検討していく．

ii) 動作がしやすい座位：動きをサポートする姿勢を提供する．身体に合ったサイズの車いすであることはもちろんだが，活動に応じてシーティングの方法を検討していく．

iii) 安全に移乗できる：ベッドやポータブルトイレに移乗する時，動作を障害

[注]**シーティングシステム**

広義には座位保持装置やその他の用具を組み合わせて「自立生活」に向け座位姿勢を援助することをいう．狭義には座面や背もたれ，肘おき，足おきなどのパーツを組み合わせて作られた座位補助装置そのものをいう．

この方法を導入すれば，車いす上で，頭部・背中・前腕・臀部・大腿部・足部とそれぞれをできるだけ広い面積で支え安楽な座位を提供し，かつ活動的な座位も展開することができる．

せず，動作しやすい車いすを提供する．適切な座面の高さ，または，アームレストやフットレストが着脱できるかなどを検討する．
iv) 容易に移動できる：移動に過剰な努力や時間を伴うとそれは実用的な移動とは言い難い．自走する場合は，座面の高さや角度・形状，介助する場合は，楽に移動介助ができかなどが重要となる．使用者の目的や能力の評価を基に，楽な移動方法を検討する．

②使い方からみた車いすの種類

(1) 標準タイプ

"標準型車いす"は，短時間の移動を想定して作られた車いすである．

短時間の移動以外で車いすを導入するのであれば，使用者の身体のサイズや機能，能力，目的に合わせ，"車いすの機種選択"を行う必要がある．目的に適していない車いすを間違って選択すると姿勢の崩れを起こし，長時間の使用は拘縮の発生などの二次障害を招く原因となる．

(2) モジュールタイプ（図 8-13）

車いすとクッションなどで姿勢調整を行う．

部品の組み換えができ，車輪，シートなどの位置が調整できる車いすである．車いすに種々の機能を求める場合は，各構造を変更できるモジュールタイプを選択しておくことを勧める．構造を調整する機能があるので，姿勢の傾きや捻じれを調整できるシーティングシステムを導入しやすく，重度の障害があってもモジュールタイプを選択しておけば，姿勢の調整が可能である．

(3) 姿勢変換機能付きタイプ（図 8-14）

リクライニング機能とティルト機能（車いすの座面や背もたれの角度を変え

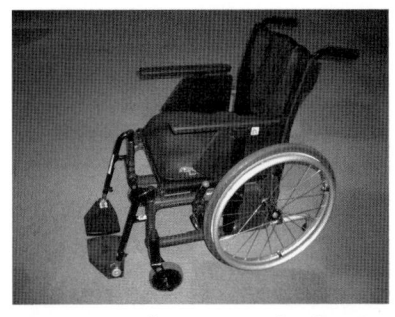

図 8-13．モジュールタイプの車いす

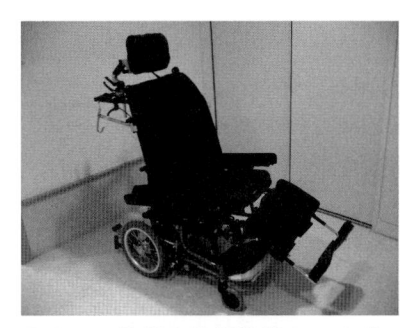

図 8-14．姿勢変換機能付きタイプの車いす

97

8. ADLと生活の質を高める住環境整備

ず倒すことができる）に加えて，レッグサポートの角度や頭部を支える部分の調整など，姿勢保持機能を多く備えた車いすである．姿勢を保持できない重度障害の方はこのタイプの車いすを勧めたいが，かえって，リクライニング機能のみの車いすを使用している場合を見かける．

もし，重度障害の方がリクライニング機能のみの車いすを使用すれば，車いすの背もたれの角度を変えるたびに車いす上で「ずっこけ座り」を起こす．ベッド上で背上げ機能のみで身体を起こす時発生する「ずっこけ座り」と同様の現象である．

これは褥瘡を発生させるばかりか，姿勢の傾きも引き起こし，拘縮にも繋がるため，なるだけ避けたい行為である．そこで座位保持ができない重度障害者には，安定した座位がとれる角度に背もたれを設定した後に，その角度のまま背もたれを傾けることができる「ティルト・リクライニング機能付き車いす」を選択することがポイントとなる．

(4) 電動タイプ

電気で駆動する車いすである．車いすの自走ができない場合や，駆動が可能でもスピードと耐久力が伴わない場合は，電動式車いすの利用も視野に入れ検討していく．実用的な移動を可能にする電動車いすの導入は，屋外への活動性を飛躍的に広げる有効な手段となる．

③車いす選択のチエックポイント

車いすを選択するには，上記した車いすの持つ役割と車いすの種類を念頭におき，正常な座位姿勢に近づけるとともに，動作目的に合わせた車いすの選択に向けて，姿勢の評価，動作能力の評価を行う．目的に合わせた車いすの機種が選択されれば，車いすの機種の中からシートの高さ・幅・奥行き・バックサポートの高さ・フットレスト・アームレストなどのパーツを使用者の身体のサイズに合せて決めていく．この時サイズのみならず目的と使用者の身体能力にあった構造のパーツも選択していく．

車いすの構造は大きく8つのパーツに分類される（図8-15）．

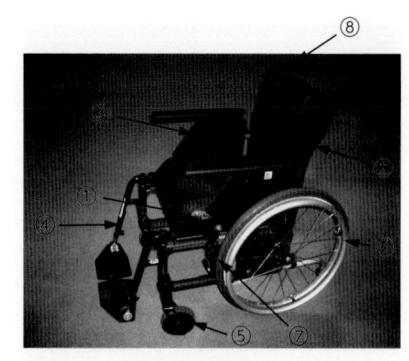

図8-15．車いすの構造

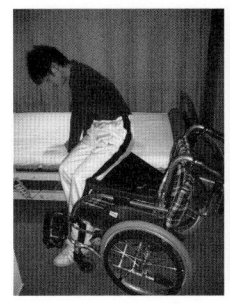

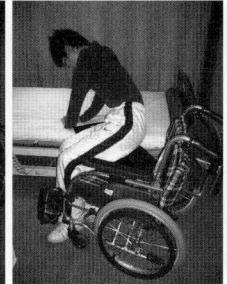

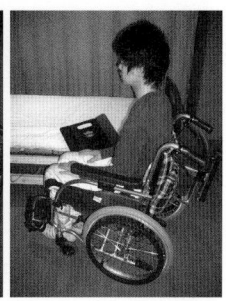

図 8-16. アームサポート・フット・レッグサポートを外した移乗

①シート，②バックサポート，③アームサポート，④フット・レッグサポート，⑤キャスター，⑥ハンドリム，⑦ブレーキ，⑧ハンドグリップとそれぞれ呼ばれている．パーツの種類は多種多様であり，目的に応じパーツを選択し組み合わせて，車いすを作製していく．

8つのパーツの中でも，シートとバックサポートは，身体の重みを支え身体を保持する重要な役割を担う部分である．安楽な姿勢や座位での活動を担保できるかどうかは，この部分の良し悪しに影響されると言っても過言ではない．種々の姿勢保持装置を駆使して行われるシーティングの中でも最も重要なパーツである．

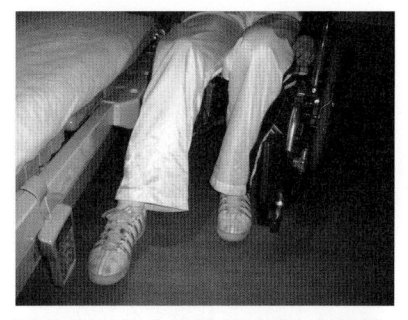

図 8-17. フットサポートを外した移乗

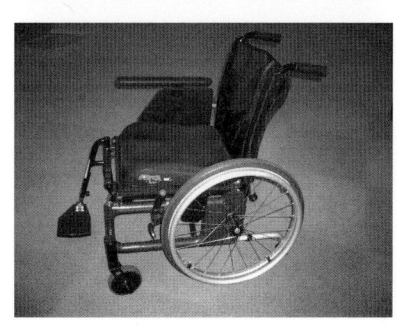

図 8-18. アームサポート・フットサポート 着脱可能な車いす

アームサポートとフット・レッグサポートは，座位移乗をする際に大きく影響するパーツである．座位移乗が必要な利用者では，座ったままでベッドから対象物へ臀部を持ち上げずに移乗する方法をとる．アームサポートがなければ，スライディングボードやスライディングシートをベッドと対象物の間に置き，臀部でその上をスライドさせ移乗す

99

ることができる（図 8-16）．また，フットサポートを外せば，対象物と車いすを接近させることができる，また，立ち上がった際に足がフットサポートにぶつからない，などの利点もある（図 8-17）．座位移乗でないにしろ，車いすからの移乗は日常生活で頻回に行われる動作である．基本的には，アームサポートとフットサポートは着脱可能な車いすを選択し，安全で容易な移乗を可能にしておくことを勧める（図 8-18）．

f. ADL の自立支援を促すモノ選び：自助具など

　自助具（self-help devices）とは，日常生活活動を「自分で行う」時，不可能な動作を補う工夫品，便利用品のことである．

　ADL（食事・排泄・更衣入浴・整容）に合わせて，それぞれ多種多様な自助具が存在する．導入の際には，使用者の動作能力を評価し使用目的を理解した上で提供する．自助具には，目的に応じて

i）筋力低下を代償するもの
ii）関節可動域の制限を代償するもの
iii）握離動作つまみ動作を代償するもの
iv）手指の巧緻性低下を代償するもの
v）片手動作を代償するもの　などの種類がある．

　この中より，自助具を選択するには，自助具を使用する人の目的や使い方を見極める必要がある．しかし，使用者の置かれている状況は一人ひとり異なるので，まずは，市販されている自助具を，使用する人の機能に合わせ改良する．必要に応じて，自助具を組み合わせて使用するなどの工夫もする．こうした改良により，使いやすい自助具を作っていくのである．

　また，適切な機種が市販されていない場合は新たに作製する場合もある．使用者の機能に合った自助具を選び出し，繰り返して試し，自助具が使用者の動きに定着したことを確認してから導入する．この過程を通してこそ，実生活でも的確に活用できるものになる．

1）食事

　食事は栄養補給としての重要な役割を担い，人として最後まで残される生理的欲求である．同時に楽しみという点でも欠かせないものである．リハにおいても，食事摂取能力の維持は重要なテーマであり，できるだけ早期に自立させたい活動である．

　食事動作を摂取機能からみれば，片手だけでも可能な動作で構成されている．

その意味では片側に障害があっても,食事動作はすぐに自立可能な活動である.食形態の選択や動作に必要な要素を理解した上で,自助具を適切に選び,積極的なアプローチを行いたい.理学療法士の他にも,食形態や自助具の選択ができる言語聴覚士や作業療法士を在宅支援リハスタッフに加え,早期から食事の自立を目指せば,体力の回復およびQOL(生活の質)の向上が期待できよう.

①食事の自立を助ける自助具の選び方

(1) 食形態に合わせた食具の選定

実際の食事形態に合わせ,普通食であれば箸やフォーク,刻み食やペースト食であればスプーンを選定し,食事摂取の自立支援を進める.

(2) 食具の特長と適応

食具はそれぞれ,大きさ,重さ,素材,機能性などに違いがあり,これらの特長と使用者の機能とを適応させながら選択していく.

口唇に麻痺がある,またうまく開口できない(パーキンソン病など)場合は,食物の取り込みが難しくなる.嚥下障害のある方では,1回量が多いと誤嚥を招きやすい.食具としては「軽い」「小さい」「薄い」「平たい」スプーンを選択することがポイントとなろう(図8-19).

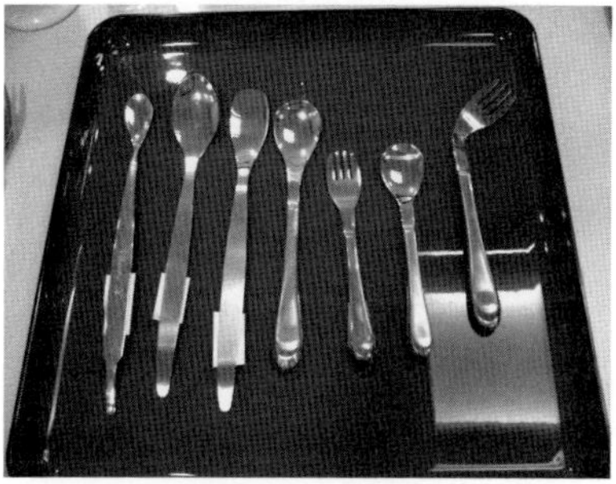

柄の部分は,把持能力や手関節のコントロールに合わせ,曲がりスプーン,長柄,太柄,変形可能な柄などの中から,選択していく.

i) 曲がりスプーンとは,さじ部分があらかじめ曲げてあったり,自由に好みの角度に曲げられるものである(図8-20).手関節のコントロールが難しく口元に上手く運べない方などに使用する.

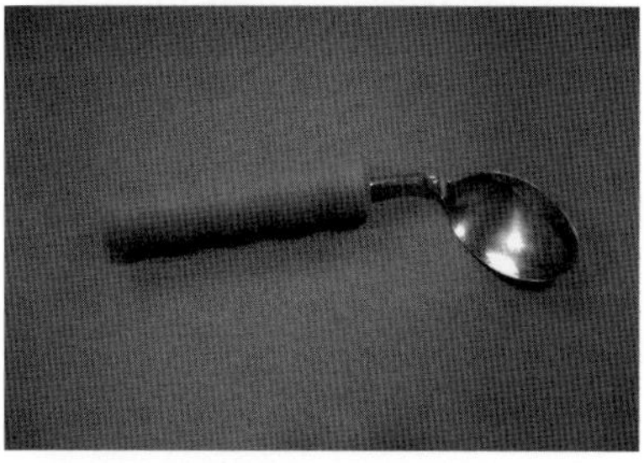

ii) 長柄は,指の間に挟み「てこの原理」ですくうものである(図8-21).指の力の弱い方,指の屈曲が難しく把持ができない方などに使

図8-19. 食具のいろいろ

図8-20. 曲がりスプーン

iii) 太柄は、握力が弱く細い柄ではスプーンがもちづらい方などに用いる。ただし、把持しやすくすることを目的に、あらかじめ太い柄にしてある商品を提供する場合は注意が必要である。例えば、スプーンは持てたが、スプーンの重さが合わず口に運べない、さじ部分が開口にあわず口に入らない、などの問題が生じやすいからある。よって、スプーンの重さや口に入る大きさのさじ部分であるかを先に見極め、スプーンの柄に後付けできる丸型や楕円型をしたスポンジ素材のもの（図8-22）を利用する方が無難である。

iv) 変形スプーンは、熱を加え柔らかくなった柄を自由に変形できる特長がある。手に種々の障害がある方では、柄の形を変えることで障害のある手でもスプーンの把持を可能にする（図8-23）。

②食器の工夫

日本食器での食事は、「食材をとりこむ箸の動作」と、一方の上肢で「食器を把持する・持ち上げる動作」の、両手動作で成り立っている。片麻痺などを発症すると片手のみの動作となり、食材をとりわける時の食器の把持や食器を持ち上げる動作が困難となる。

この場合、食器の底を滑りにくい素材にして、食器を把持する代わりに固定性を上げる（図8-24）。

また、食器に傾きをつけるお茶碗ホルダー（図8-25）や食材が逃げないようにお皿のヘリを高くする（図8-26）などの工夫をされた食器を利用すると

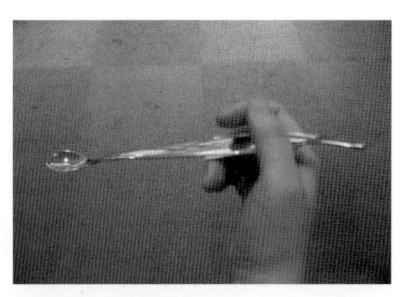

図8-21. 長柄スプーン

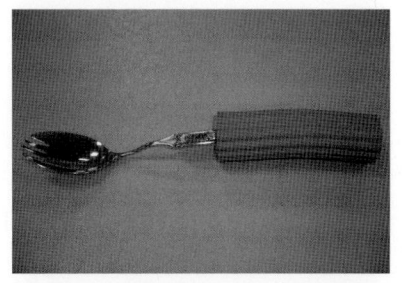

図8-22. 太柄で握りやすくした食具

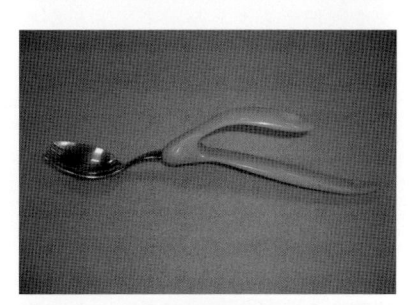

図8-23. 形状記憶素材のスプーン

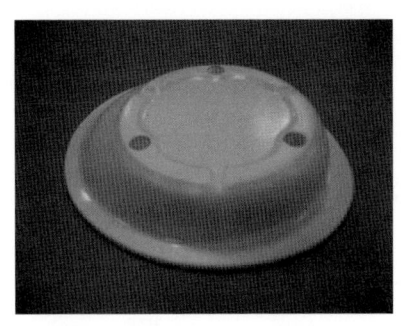

図 8-24. すべり止めつき食器

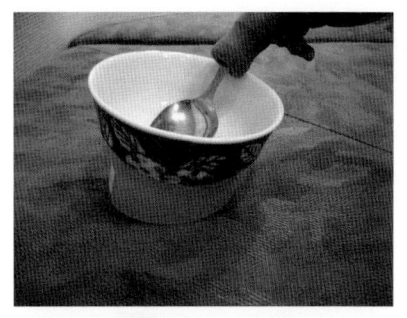

図 8-25. 茶碗ホルダーを利用

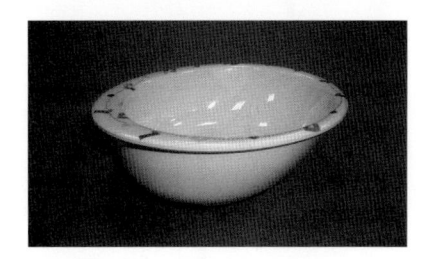

図 8-26. へりを高くしたお皿

便利である．このような自助具を上手に導入して，食材を分けたり，すくいやすくしたりすれば，食事動作の自立を支援できる．

2) 排泄
①排泄の自立が在宅生活継続のカギとなる

　排泄動作は 24 時間にわたり，時と場所を選ばず起こり得る動作である．介助される側もする側も心身共にストレスの多い介護でもある．その意味でも，「排泄の自立」が，在宅生活の継続を決定づけるカギを握っていると言えよう．

　身体機能障害を抱えた在宅療養者の中には，「年をとれば尿が漏れることは仕方がない」と諦め，医師の診断を仰がないことも多い．このため，重要な疾患が見逃されている場合も珍しくない．

　医師として，リハビリテーション的なアプローチの前に，「治療的側面からの関わり」が前提となることを認識して，「自立したより良い排泄ケア」を提供したい．したがって，医師が患者を在宅医療現場で診療する際には，診断学的見地から，排泄状況を確認することはいうまでもない．だが，医師が排泄の細部にまで神経をいきわたらせることは容易ではない．

　そこで，筆者らは，コメディカルスタッフのための比較的簡便な「尿失禁タイプ判定チャート」図 8-27 を用いている．これを在宅ケアスタッフが導入し活用することにより，「切迫性尿失禁」，「溢流性尿失禁」，「腹圧性尿失禁」，「機

8. ADLと生活の質を高める住環境整備

尿のトラブルの中でいちばん多いのが、失禁と頻尿です。
失禁にはタイプがあり、原因もさまざまです。

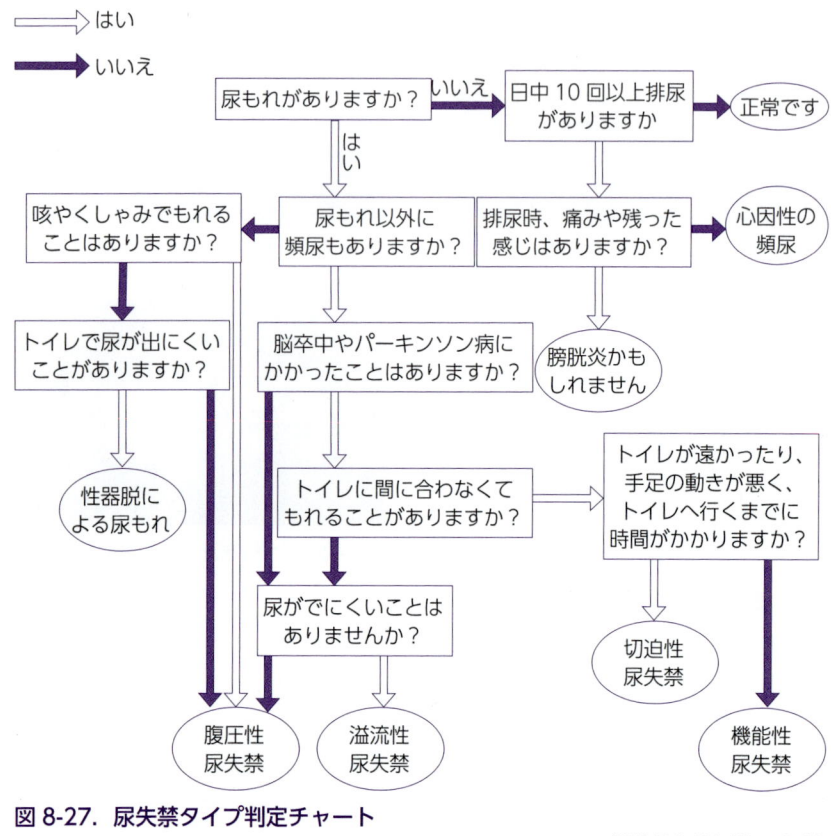

図8-27. 尿失禁タイプ判定チャート

(排泄総合研究所むつき庵)

能性尿失禁」のいずれの失禁であるのかを鑑別し、診察を勧める時の目安にすると良い。

例えば、「腹圧性尿失禁」との診断であれば、骨盤底筋訓練が効果的である。また、「機能性尿失禁」では、身体能力改善のための機能訓練や住宅改修や福祉機器の導入など、在宅スタッフの排泄ケアへの取り組みが大きな効果を発揮する。

しかし、高齢の方や障害を有した方では、上記の四つのタイプが混じり合った診断がつくことも多い。つまり、排泄障害に対する適切な治療がなされても、

失禁障害が残ることになる．この中には，経過が長く問題が複雑化している場合もあろう．どのような場合であれ，人間の尊厳を守り「適切な排泄ケア」による汚染のない気持ちよい排泄のコントロールを提供するべきである．

筆者らは，**表 8-2** の項目に添って，まずは丁寧な評価から開始するように心がけている．

このような手順を省略して拙速にオムツなどを使用することは必ずしも適切ではない．在宅での安易なオムツの選択などが尿便汚染を招き，却って介護負担を増加させ，介護疲れの原因となっていることが多いからである．さらに，日中と夜間それぞれの排泄状況の違いや身体機能と ADL の評価も行い，解決策を模索することが求められる．

②排泄動作の評価ポイント

適切な排泄ケアのためには，一連の排泄動作のどこに問題があるか，動作の一つ一つを評価することから始める．以下の**表 8-3** のような動作のすべてを満たしてこそ，正常な排泄が可能となると言えよう．

この評価から問題となる箇所が解れば，動作に必要な本人の身体機能も評価する．住環境整備の立場から不足した身体機能を補う手段として，住宅改修と

表 8-2．排泄障害を有する患者さんの全般的な評価

- 寝たきりで尿・便が漏れる
- 尿意・便意を伝えられる
- 寝返りと片手が使える
- 寝て腰が挙げられる
- 座れる
- 座って横に動ける
- つかまれば立てる
- 伝い歩きができる
- 杖で歩ける
- 歩行補助用具（手すりを含む）を用いることなく歩ける

表 8-3．排泄障害を有する場合の排泄動作評価

- 排泄場所が認識できる
- 排泄場所まで移動できる
- ドアの開閉ができる
- 下衣の着脱ができる
- 便器に座れる
- 後始末ができる
- 元の場所に戻れる

8. ADLと生活の質を高める住環境整備

　福祉機器の導入が行われる．導入により不足した機能を上手く補い，動作の自立支援に繋げ介助量の軽減を図ることになる．

　例えば，排泄場所までの距離が遠い場合は，居室のそばへ排泄場所を移す改修を実施する．移動動作が困難であれば，移動をしやすくする手すりの設置や廊下幅の拡大を考慮する．ドアの開閉が障害であれば，ドアの開閉を簡単にする工夫などによる環境整備が有効となろう．

　また，衣服の着脱，便器へのアプローチ，後始末では，衣服の工夫，立ち座りがしやすい手すり，ウォシュレット機能のある便器の導入などの方法がある．

　オムツ・パッドやポータブルトイレなどは，排泄障害が発生すればすぐに導入でき，導入による効果もすぐに実感できる福祉用具でもある．しかしその反面，使用者の身体機能を十分に評価しないまま導入される場合も多い．例えば，体型に合わない，尿量にそぐわない不適切な種類のオムツの導入は，尿失禁を助長させる．また，誤った便座の高さのポータブルトイレは，患者がそのトイレから立ち上がれず，再購入にいたる場合もある．

　これらの導入にあたっては，導入の目安を判定するためのガイドラインを記したチャート（図8-28）もあるため，福祉用具選択の目安として利用すると便利であろう．チャートを利用して，「ポータブルトイレ利用が望ましい」あるいは「オムツの対象である」と選択された場合，今度は，無数の種類のポータブルトイレやオムツ類の中から，これらを適切に選択することを求められる．これにあたっては，より詳細な評価と共に，支援スタッフに加えて福祉用具プランナーの資格を有したスタッフに意見を求め総合的な判断の後に，最終的な用具の選定を行いたい．

　排泄は個人差もありイレギュラーな要因も多いことから，専門職が協力しそれぞれの評価を共有してこそ，初めてより良いケア方法が見えてくる．排泄ケアの成功は，ケアを通してチームアプローチの意義を再認識することでもある．また，排泄の問題を解決できるチームスタッフであれば，他の日常ケアで発生する問題にも解決策を見いだせるはずである．

③動作を支援する排泄用具の選択ポイント

(1)「オムツ」「パッド」

　「オムツ」（図8-29）や「パッド」（図8-30）は，身体に密着させて尿を吸収する排泄福祉用具である．本書では，身体に固定できる機能を有する用具を「オムツ」とよび，固定機能のないものを「パッド」と称する．オムツは単

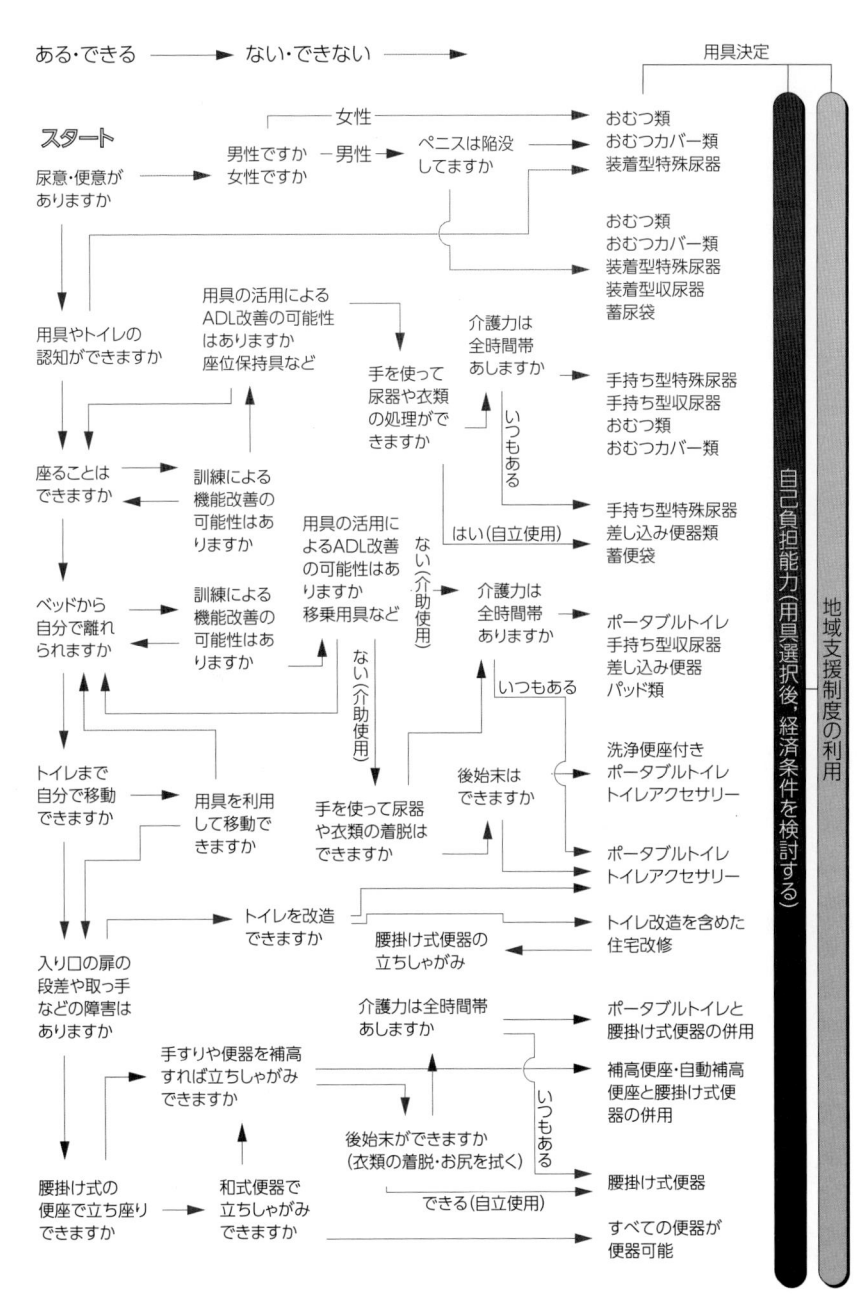

図 8-28. 排泄用具の選択チャート

（日本コンチネンス協会）

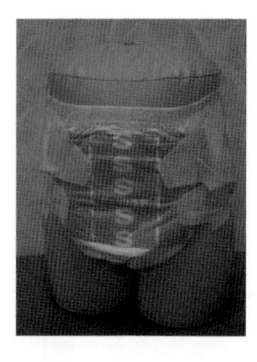

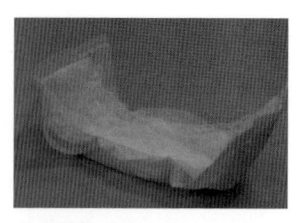

8. ADLと生活の質を高める住環境整備

図 8-29. オムツ

図 8-30. パッド

独で使用可能であるが，パッドは固定する用具を必要とし，この固定するための用具を「アウター」と呼んでいる．なお，本書では，「オムツ」と「パッド」を総称して「オムツ類」という言葉で表すことにする．

i)「オムツおよびパッド」使用の臨床的意義

「尿意がない」「トイレや用具の認識ができない」「トイレに間に合わず失禁する」または「座位がとれず寝たきりのためにトイレに行けない」方に使用する．つまりオムツやパッドで尿や便を処理する必要がある方が対象である．すなわち，オムツやパッドを使用する目的は，尿便失禁はあるが「尿便汚染の発生を予防」することにある．

しかし，在宅ケアの現場では，オムツ類を使用するにも関わらず，尿便によって汚染している例が散見される．汚染を避けるための用具が汚染の原因の基になっているは，本末転倒であり，まことに残念なことである．尿便汚染は在宅生活の継続を脅かす重要な要因でもあり，早急に対応したい課題である．具体的な排泄ケアの見直しは，医療的な側面を加味しながら，訪問看護師が中心となり，介護に関わる全スタッフとともに具体的解決方法を検討していきたい．

ii) オムツ類選択にあたっての排泄状態の評価

オムツやパッドを選択するには，排泄の状態を評価する必要がある．正常な排泄の条件は，まず，生理機能に問題がなく，排泄行為が可能な運動機能が維持されていることである．生理機能な問題が疑われる場合は，まず，医師の診察を導入したい．これらを確認した上で，尿意やADLの状態を評価して排泄用具の選択を行う．排泄用具を選択するためのチャート（**図8-28**）を利用し，オムツ類の必要性があると判断されてから，オムツ類の種類の検討および導入へと勧めていく．

iii）オムツ類の吸収量の評価と固定の意義

尿汚染の多くは「尿量とオムツ類の吸収量があっていない場合」か，「固定が十分でない場合」に発生する．まずは，「使用者の尿量に合った吸収量のあるオムツの種類」を決定する必要がある．このためには，病院でつける「排泄チャート」を用いる方法もあるが，在宅療養の現場では困難な場合が多い．この場合，だいたいの排泄時間と一回の尿量を調べておくことの意義は大きい．「定時でのオムツ類交換」をしている方であれば，「交換するまでの時間」と「交換時の1回尿量」を計測すれば使用すべきオムツ類の水分吸収量が予測でき，オムツ類の種類を決めることができる．

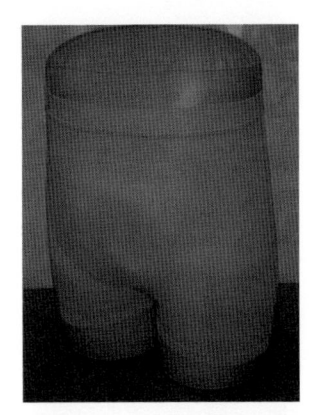

図 8-31．パッド専用のアウター

次に，オムツやパッドの「固定が不十分な原因」を知るには，生活スタイルや介助方法ついて評価すると良い．「動作の中でパッドのズレが発生する」「オムツやアウターのサイズが身体に合っていない」，「オムツ類の当て方が間違っている」などの場合がよくある．この場合，アウターのサイズや種類を選択し直すか，または，オムツ類の変更や正しい当て方を指導する必要がある．

例えば，軽失禁用のパッド以上のオムツ類になると，市販の下着では固定力不足が発生し，パッドのズレが尿漏れに繋がる場合が多い．ぜひ，パッド専用のアウターの検討を考えたい（図 8-31）．

iv）オムツ類使用時の基本的な考え方

「1枚のオムツ類で尿便吸収ができ，かつ汚染がない」

オムツやパッドを使用する目的は，尿便失禁はあるが「尿便汚染の発生を予防」することにある．

オムツ類を使用してこれを実現するには，「1枚のオムツ類で尿便を吸収する」考え方を基本とする．そのためには上述してきた，「尿量の評価」，「オムツ類の当て方」，「オムツ類の固定の考え方」が重要であり，これらが尿便汚染を発生させない具体的な方法になる．

病院や在宅療養の現場でよく見かける「オムツ類の重ねづかい」は，一見，

8. ADLと生活の質を高める住環境整備

オムツの吸収量は増し，必要な吸収量が確保できたかのように思える．ところがこの方法は，オムツの持つ吸収体の吸収量を下げ，さらに漏れの誘発に繋がっている．オムツ類の構造上は，尿道口とオムツ類の吸収体が密着する時に，吸収量が最大になるように作られている．重ねれば，一つ一つの吸収体は捻じれてしまい，結果どのオムツも十分な役割を果たせず，尿便汚染を引き起こしている．

また，オムツ類の「重ねづかい」は，蒸れにも繋がり，皮膚の浸軟や皮膚の耐久性を低下させ，褥瘡の発生や悪化を助長させるなどの二次的な悪害をもたらしている．また，褥瘡発生を予防する観点からは，濡れたオムツの放置を無くすことも重要である．

「尿便失禁」は医療的な問題もありすぐには解決しない場合も多いが，ケア方法を検討することで，現場で起こる介護上の問題を解決することは可能である．排泄による汚染は，介護負担を高める大きな要因になる．リハ的アプローチにより，排泄の自立度を高める努力は不断に行いたい．在宅医の立場からも，漫然とした長期間のオムツ使用による悪害を認識し，早急に解決するよう指導していきたい．

(2) 尿器・便器

本項では，狭義の尿器・便器について取り扱う．ここで取り扱う尿器や便器は，持ち運び可能な小型のもので，使用者の排泄物を一時的に収容し，トイレ等に排泄物を運ぶまでに使用される器具をさす（図8-32, 33）．

（自宅等に据え付けられている，いわゆる「便器」や，「ポータブルトイレ」などをさしているわけでない．）

i) 尿器と便器使用の一般的な事柄

一日の排尿回数は正常な方でも8回から10回程度はあり，トイレへの移動が困難であれば介助者の介助負担が大きくなる．このような場合は，ベッドサイドで使用できる尿器・便器を導入すれば，排泄動作介助が軽減できる．

尿器・便器を導入するには，尿便意があることが条件となる．また，オムツ等の項で述べたように，使用者の全般的な動作能力を評価し，用具の種類を決定する．例えば，衣服の着脱，排尿便時の姿勢の保持，尿便器の使用能力などを評価する．もしも，自分で使用できれば，排泄動作介助を他人に委ねる必要もなく，自らコントロールする排泄管理が可能となり，排泄におけるQOLは向上する．

図 8-32. 尿器　　　　　　　　　図 8-33. 便器

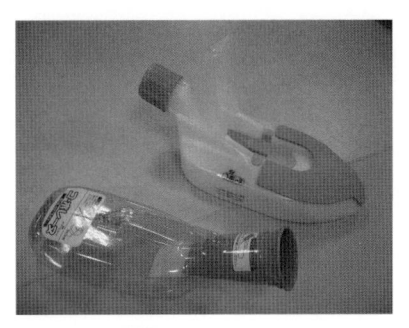

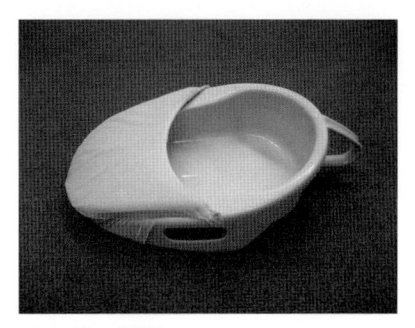

ⅱ) 用具を導入する時のポイント

　排泄においては，男性と女性では身体構造に差があり，ほとんどの用具に男性用女性用の区別がある．尿意があり自分で動作ができる方であれば，上肢の機能に合わせて，「把持しやすい持ち手部分の形態」や「操作可能な用具の重さ」「収容した尿がこぼれない」（図 8-32）などに留意したい．

　また，尿器は「汚物を収容するもの」なので，「枕元に置く」などは避け別の場所に保管したい．だが一方，障害を有する人は，自分の手の届く範囲に保管したいと希望するところでもある．例えば，ベッドサイドに「尿器をつるす場所をつくる」とか，「尿器を保管する専用のホルダー」などを準備し，汚物である尿器を置くことで尿臭などの不快感を感じない工夫が必要であろう．

　なお，通常の尿器は，1～2 回の排尿量に対応するものであるが，介護状況や夜間などでは長時間にわたり使用するため，大量に蓄尿できる「収尿器」などを選択すると便利である（図 8-34）．

　また，使用者の動作能力や活動性は，時間帯や目的により変化するので，この点にも配慮して用具を検討していく．例えば，夜間の十分な睡眠の確保や屋外での活動性を担保するために，常時身体に装着しておけるコンドームタイプの収尿器（図 8-35）の利用は有効である．

　この収尿器は，尿意の有無や障害の程度で使用条件が左右されるものではない．使用している間は，トイレに行くなどの排尿行為から，長時間に渡り解放される利点がある．ベッド上あるいは車いす座位での排尿，さらにはスポーツをする場での排尿行為など，より活動的なレベルで使用が可能である．このようにそれぞれの使用目的に応じて柔軟に使用できるため，高齢者においても日常生活の介助量の軽減や QOL の拡大を目的として，大いに活用できる排泄用

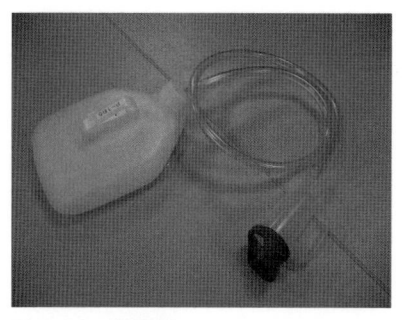

8. ADLと生活の質を高める住環境整備

図 8-34. 収尿器

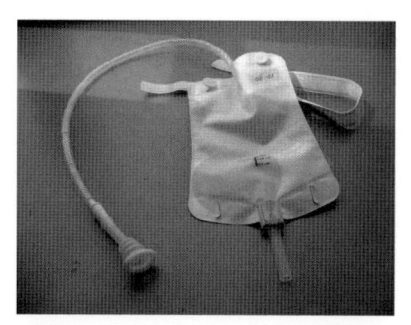

図 8-35. コンドームタイプの収尿器

具である.

(3) ポータブルトイレ

i) 概念と適応

「ポータブルトイレ」とは,便器およびそれを床に設置する部分といすのように使用するためのアームレストなどを備えた,移動式簡易トイレである（図 8-36）.通常の形態のものから,本体の機能を調整しベッドサイドから直接移乗できるタイプなど,いくつかの種類がある.基本的には介護保険制度の「福祉用具購入」の対象となる.

ベッドからの起き上がりができ,座位姿勢がとれ,移乗ができるようになったが,「トイレまでの移動ができない」場合に,ポータブルトイレが適応となる.

ii) 機種の選定

機種を選定するには,「使用者の体格」「座位保持能力と移乗能力」「設置場所のスペース」などを総合的に評価,判断し決定する.

a) 立位移乗能力による選択ポイント

「本人の下腿の長さに合った立ち上がりやすい便座の高さである」か,「立ちあがる時に必要な足を引くスペース（蹴込み）がある」か,立ち上がりの支援を要する場合は,「前方への重心移動を促し上肢の支持を助ける長い手すりがある」かなどに留意する.

b) 座位移乗能力による選択ポイント

ベッドからそのまま座位で「横移動」（ベッドの右または左側方への移動）ができるように「ポータブルトイレの肘おきが短い,あるいは脱着できる」か（図 8-36）.また,身体を横移動する時の「上肢の引く動作でも動かない重さのあ

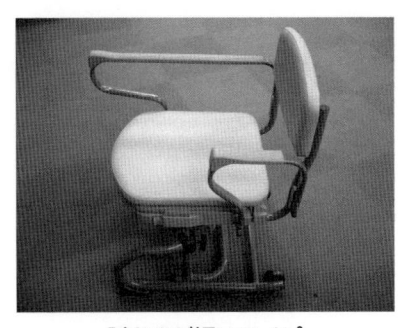

| 肘おきが短いタイプ | 肘おきが脱着するタイプ |

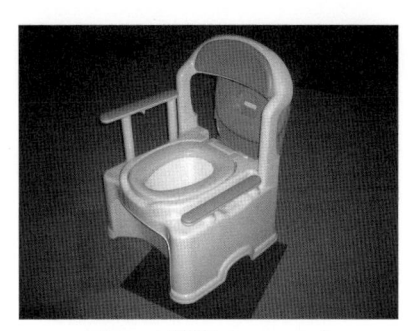

図 8-36. ポータブルトイレ

るトイレであるか」などである.

　横移動のためには，ベッドとポータブルトイレを並べておく必要があるため，狭い居室や寝室であれば，座面の幅が狭い物を選択する．またポータブルトイレの設置場所は，移乗方法にも大きく影響するので，導入時には実際の排泄動作を確認しておきたい．例えば，「ベッドからポータブルトイレを離して設置」すると，移乗時の介護負担が軽減せず，導入した意味を成さない場合もある．

　ポータブルトイレは，介護保険下では貸与対象商品ではなく，「購入対象商品」であり，排泄物を収容するという性質上，一度購入すると交換ができないため選択の際には特に注意しておきたい．

3) 入浴
①安全で安楽な入浴の支援
　日本人は大半の方が浴槽につかり入浴を楽しむ習慣がある．入浴は，多くの人にとって楽しみであり，安全で快適な入浴の支援は，在宅生活の中でも重要な要素である．

（1）入浴介助の基本的な困難性

　入浴介助では，介助者は裸の方の身体を支える必要があり，また，床もすべりやすく，転倒などの危険を伴いやすい．介助者にとっては心身ともに負担になる介助である．このため，在宅ケアの現場では，自宅で入浴介助を実施することを敬遠し，「入浴が主たる目的となったデイサービスの利用」が多くなっているのも現実である．

（2）入浴動作の構成と評価

　入浴動作は，複雑な動作を含んださまざまな要素で構成されている．入浴動

作の一部分に介助が必要になれば，障害が比較的軽くても入浴が困難と判断されることは珍しくない．また，入浴中の死亡事故や重大な事故は比較的ADLの保たれた人でも生じ，かつ，単独で入浴しているときに多い特徴がある．その意味で，障害が軽い場合でも，他者による入浴の支援を医師が考慮することは重要である．

入浴動作を改めて考えてみよう．浴室内の動作だけでなく，起居・移乗，移動，衣服の着脱，洗体，浴槽の出入りなど，複数の動作が組み合わさっている．

安全で快適な入浴の条件を満たし，自宅でも入浴を楽しむには，これらの動作に添って，順次評価し，入浴おける課題を明確にしていくことになる．課題解決の方法は，ケア従事者による「介助方法」を検討するのみに止まらず，むろん住宅改修や福祉機器導入による「住環境整備」も検討していく．体重が重い人や重度障害者における入浴動作介助は，介護者にとって負担の大きい介助であり，住宅改修や福祉機器を導入する住環境整備が特に有効な手段となる．

また，介護する側の身体的負担を軽減できれば時間の余裕が生まれ，本来の目的である清潔の保持だけでなく入浴に楽しみの要素を加えることもできよう．些細ではあるが，日常生活上の心身の負担軽減が，障害を抱えながらも生活を広げることに目を向ける余裕を生むことに繋がるであろう．

②浴室までの起居移乗・移動方法や移動距離を容易にする

起居・移乗動作に介助を要する方では，「居室や寝室からの浴室への移動」も大きな負担になる．起居・移乗動作の方法，その後の浴室への移動方法を本人の身体機能を評価しつつ，具体的に検討する．その手順や方法は他のADLを支援する場合と同様である．

入浴介助は，裸の状態の方の身体介助であり，介助者が服をつかんで介助することが不可能であるため，介助の難易度が上がっている．このため，介助方法は，容易で安全な方法を取り入れるように留意しておきたい．よって可能な限り，「居室・寝室より直接浴室へ移動する手段」を選択しておく．例えば，「移動手段として車いすを利用」する，あるいは，浴室での移乗を無くすために「シャワーキャリーまたはリフトを導入」する．また，「移動範囲の段差はすべて解消」する，浴室までの移動距離を短くするために，「居室・寝室の場所を変更」する，など，あらゆる方法により介助量の軽減を検討する．

③衣服の着脱方法を工夫する

「本人の身体機能」や「全体の流れ」に着目して入浴動作を確認し，どこで

どのような方法で衣服を着脱すれば最も効率的に行えるかを検討して，着脱場所や福祉機器の利用や着脱方法などを決めていく．

着脱場所は，「ベッド上臥位」での着脱，「車いすやシャワーキャリー座位」での着脱，また，通常の「脱衣所」での着脱など，患者の動作自立度に合わせて柔軟に選択していく．また身体機能や介助方法に合わせて導入する福祉機器を決定すれば，必然的に必要な住宅改修箇所も決定される．

介助量が重度の方では，特に入浴後に衣服を着ることは容易ではない．すべての入浴動作も容易にしてくれるリフトを導入し，入浴前後の更衣はベッド上で行うように設定すれば，入浴する側，介助する側も心身共に楽になり，そこから入浴を楽しむ余裕も生まれよう．

④入浴用福祉用具

(1) 洗体いす

洗体いすには，洗体時のみ使用する「洗体いす」のモノと，洗体と移動をするときの双方で使用できる「シャワーキャリー」(後述) と呼ばれるモノがある．

洗体いすは，入浴中の動作を評価し選択するが，基本的には以下の点に配慮しておきたい．

> ①本人の下腿の長さに合っており立ち上がりやすい高さを選択
> ②フラット*で安定した座面を選択
> ③浴室の配置場所によりドアの開閉の妨げにならない大きさを選択
> ④浴室洗い場の高低差に注意．いすの足の部分は高さ調整機能付き (**図 8-37**) を検討
> ⑤浴槽への座位移乗が必要な場合は，「洗体いす」と浴槽の高さを同じにする
> 　*極端な高さになる場合は検討する
> 　浴槽と「洗体いす」の間の隙間をなくすために，「洗体いす」の足の部分が座面より外に広がっていないことを確認する

単独入浴では重大な事故が多いため，虚弱高齢者や ADL が低下した障害者の場合は，基本的に，入浴時の見守りあるいは介助を行う人が入浴の場に同席するのが通例である．したがって，在宅ケアの現場では，背もたれが必要な身体機能の方では，介助者がつき，座位保持を助けながら入浴動作を行うため，背もたれを必要としないはずである．ところが，入浴中の転倒に配慮するあまり，「背もたれと肘かけのある洗体いす」を選ぶ傾向にあるのが現状である．筆者は，このような「背もたれと肘かけのある洗体いす」は必要がないのみならず，必ずしも適切ではないという見解である．

たとえば，円背の強い方が背もたれのある「洗体いす」に座ることを想定する．

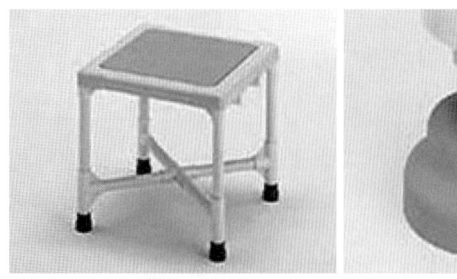

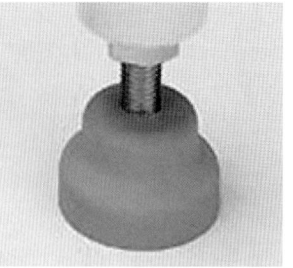

8. ADL と生活の質を高める住環境整備

図 8-37. 洗体いす　高さ調整機能付（アジャスター付）

　円背の方は「洗体いす」の背もたれに背中の丸く出た部分が先に当たり，それ以上は腰を奥に入れられず座面に浅く腰をかけるので返って不安定な座位姿勢をとることになる．また「肘かけがある洗体いす」では，座る場所が一方向のみに特定されるため，「洗体いす」の上での様々な動作を妨げることにもなる．
　一方，「肘かけのない洗体いす」であれば，座位のままで身体の向きをどの方向にでも変えられる利点が生まれる．また，浴槽へ出入りする場合には座位のまま横へ移動でき，浴槽へ直接移乗することが可能になる．介助者が入浴場面に介入できる時の「洗体いす」は，いすの高さ，座面の大きさ，いすの足の長さの調整機能の有無（図 8-37），以上の三点の構造を有したシンプルなモノから，使用者の身体機能に合わせて選択すれば良い．
　(2) シャワーキャリー（図 8-38）
　シャワーキャリーは「移動が可能な洗体いす」であり機種によりいくつかの特長がある．
　障害のレベルに応じて，「リフトで直接吊ることのできるモノ」「背もたれの角度や座面の傾きが変えられモノ」「座面や背もたれに貼り調整のあるモノ」「肘おきや足おきが着脱できるモノ」などを適宜選択して使用する．シャワーキャリーを選択する際は，車いすの場合と同様に，使用者の座位保持能力などの身体機能を評価し，決定していくとよい．
　(3) 洗体用具
　自力で「全身を適切に洗う」ことは難易度が非常に高く，軽微な障害の場合でも障害される動作である反面，「完璧な洗体を目指さない」のであれば，障害が重くても，ある程度の洗体はできることが多い．その意味では，洗体動作は入浴の動作の中で，最も自立的に行いやすい動作である．

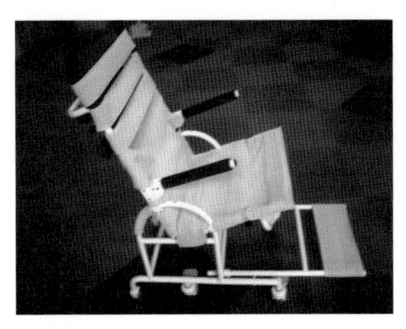

図 8-38. シャワーキャリー　　　　図 8-39. 柄の長いブラシ

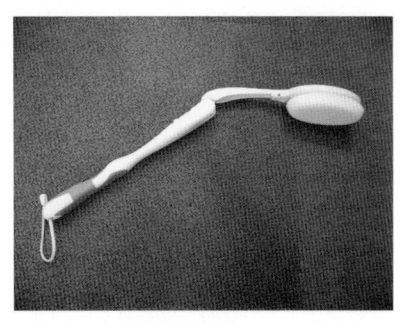

　本人の手の届く範囲からで良いので,「自分で身体を洗う習慣」をつけていきたい. 洗体動作へのモチベーションがあれば, 届かない部位を洗うための種々の自助具を導入する. 最も洗体しにくい背中であれば, 柄の長いブラシ (図8-39) やループつき洗体タオルなどを提供する. こうすれば, 片手さえ使用できれば, ほとんどの場合自立する動作である.

⑤浴槽の出入りを自立支援するための工夫
　浴槽に出入りするときの姿勢は, 座位か立位である. まずは, 本人の身体能力を評価し,「どのような動作方法で浴槽への出入りする」のかを決定する. 支援方法は, 動作方法に合わせて, 不足した動作を補うための, 介助方法を決定し, さらに必要に応じて福祉機器の導入と住宅改修を検討していくことは, 定石どおりである.
　立位動作でのポイントは「浴槽をまたぐ動作」にある. 下肢を持ち上げる動作を行う際にはしっかりと体幹を伸展し支えておく必要がある. また, 洗体場と浴槽の深さに高低差があるので, 身体を上方へ上げたりあるいは下方へ下げたりする動作を誘導する必要がある.
　本人の体格や身体機能と動作手順を加味して, 手すりの設置場所や長さを決めることで, これらの動作を誘導していく.
　この時, 身体を支持するには横手すり, 身体の引き上げには縦手すりが有効である (図8-40).
　また, 浴槽の深さを調整する「浴槽内いす」(図8-41) や「浴槽底面のかさ上げ」などの方法により, さらに浴槽への出入りを容易にできる.
　座位移乗を取り入れたい場合は, 浴槽のエプロン部分と洗体いすの座面を利

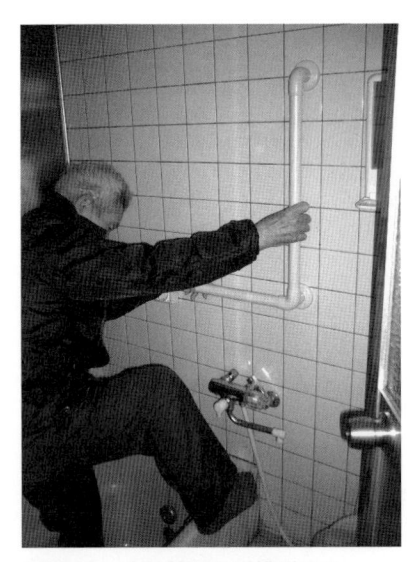

8. ADLと生活の質を高める住環境整備

図 8-40. 立位使用の浴槽手すり

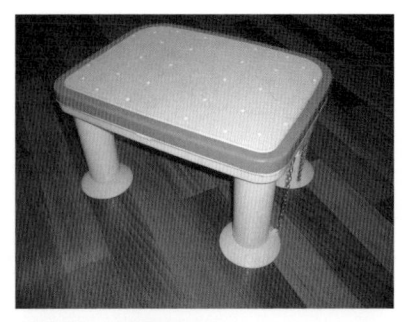

図 8-41. 浴槽内イス

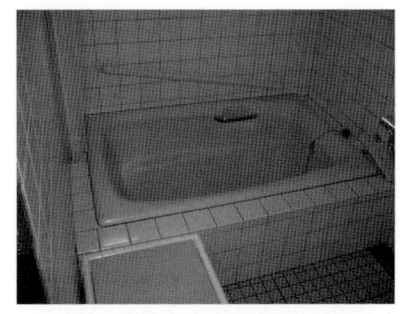

図 8-42. 洗体いすと手すり

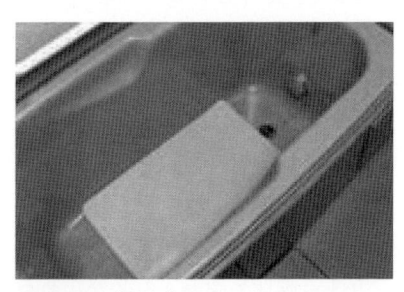

図 8-43. 滑り止めマット

用すれば浴槽への出入りが可能になる．座位姿勢の安定や動作の方向を介助するには手すりの設置も有効である（**図 8-42**）．

　浴槽内の立ちしゃがみ動作では，身体がお湯の中にある為，「足元が滑りやすい」，あるいは「身体が浮くので安定しない」などが起こる．浴槽横の壁に「横手すり」や浴槽の底に専用の「滑り止めマット」を敷くと，動作が安定し立ちしゃがみがしやすくなる（**図 8-43**）．

　重度の身体障害があり重度介助が想定される場合は，無理をせず，浴槽内昇降機（バスリフト**図 8-44**）や，入浴用リフト（**図 8-45**）などの福祉機器の導入を積極的に検討したい．

　介助者ばかりか介助される側にも安心で安楽な入浴方法でなければ，本人にとっても心身の負担になる可能性もあるからである．特に高齢の方は，機械（リ

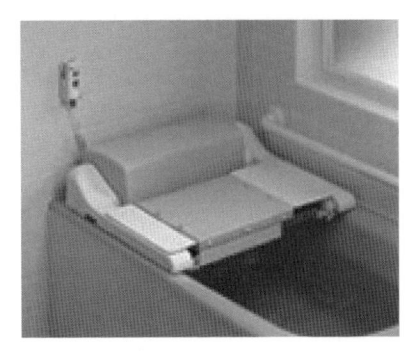

図 8-44. バスリフト

フト）で介助されることに抵抗感を抱く方も多い．しかし，高齢者や女性の介助者の場合は，体力や腕力に乏しく，人の力による直接介助は容易ではない．リフトを用いることで，

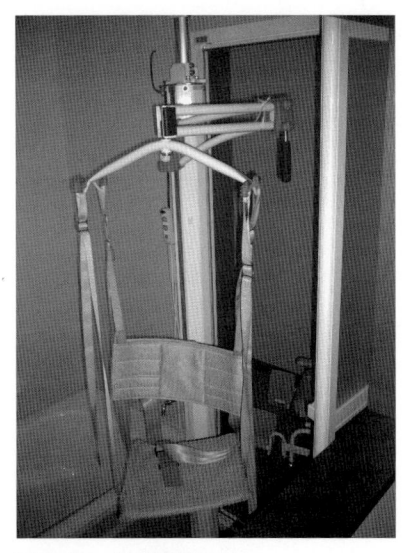

図 8-45. 入浴用リフト

更に安全で安楽な入浴介助を実施することができよう．このように，リフト入浴の利点を医療従事者が熟知し，使用を推奨することの意義は大きいと考える．

　リフトを導入する時は，特に一連の入浴動作を十分にシュミレーションしてから機種の選定を行うようにしたい．たとえばアームの軸が1軸のモノは，洗い場と浴槽の間の移動が可能であり，2軸のモノであれば，脱衣所・洗い場・浴槽への移動と使用する範囲が広がる．

　吊り具もシートタイプのモノ，シャワーキャリー型のモノがある．つまり，リフト本体の使用方法，吊り具の着脱の仕方，浴室までの移動，脱衣所から洗い場までの移動，洗体，浴槽への出入り，着衣までが一連の動作となる．

　実際に福祉機器展示のショールームなどを利用し，リフト業者やリハスタッフ（PT・OT）と検討を試みてから導入へと進めていきたい．

⑥入浴時の介助リスクへの考慮

　入浴中の重大事故のほとんどが，単独入浴の場合である．介助者がついて入浴する場合に，死にいたるような重大な事故の発生は多くはない．それでも，入浴の介助は全般的に難易度が高いと考えてよい．すでに述べたように，裸の身体を直接介助するときに，身体に石鹸がついていると滑りやすく介助が不利になる．また，浴室の床は，水はけをよくするために緩やかな傾斜を伴ってお

8. ADLと生活の質を高める住環境整備

り，石鹸やシャンプーの使用は，浴室の床をより滑りやすくし，立位や移動動作でバランスをとることを困難にする．このような要因のため，浴室内で起立動作や移動動作などを介助することは，浴室外での介助に比してさらに介助の難易度を上げる．

また，浴槽にうまく入れることができても，浴槽から出す介助で難渋するというようなトラブルも珍しくない．浴槽内で身体が浮いてしまい立ち上がりができない，浴槽が深い場合，それをまたいで，浴槽から出してくるなどの場合の介助は，高いテクニックを要するからである．

在宅医は，このような入浴介助の困難性とリスクについてよく認識しておきたい．

4) 更衣動作

衣服の着脱が更衣動作になる．更衣動作を安全に行うためには，身体機能レベルを評価し更衣動作を，臥位，座位，立位のいずれの姿勢でするかを判断していく．

日常生活場面の中で更衣動作は，起床時，入浴時，外出などに必要になる．その時々の動作目的により衣服の種類は変化する．衣服の種類の変化は，更衣動作を行う時に上肢機能が必要とされる巧緻性に影響する．衣服の種類に合わせて，自助具と呼ばれる福祉用具の導入を検討する．自助具には，衣服の着脱を支援するモノが数多くある．例えば，衣服の着脱の種類は，ボタンかけ，ファスナーの上げ下げやソックスやストッキングの着脱（図8-46），ネクタイをつけるなどである．

これら動作を補助する自助具は，把持能力や手関節のコントロール性を補うモノであるが，実際に使用する際には，使用者の体幹のバランス能力も含めて評価する．自助具の使い方は一人ひとり異なるので，まずは，市販されている自助具を使用する人の機能に合わせ改良する．次に必要に応じて，自助具を組み合わせて使用するなどのひと工夫を要する場合も多く，OTによる細やかな支援が必要になる．

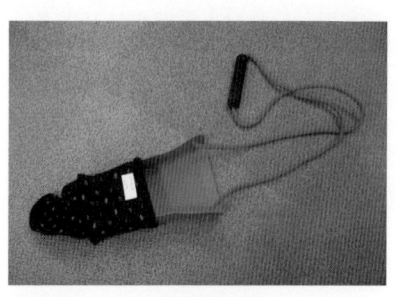

図8-46．ソックスエイド

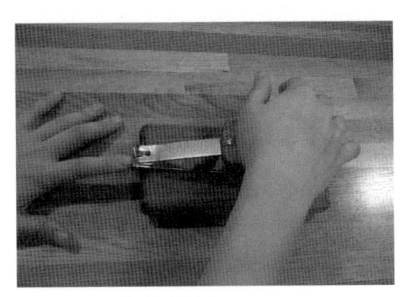

図 8-47. 片手用爪きり　　　　　　図 8-48. リーチャー

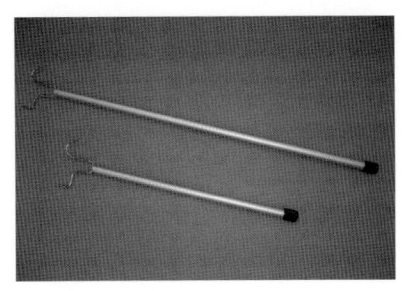

5) 整容と身だしなみ（お化粧など）

　整容や身だしなみでは，理美用具のくしなど，歯ブラシ，爪切り，（片手で爪が切れる台付爪きり図 8-47），化粧道具などを使用することになる．これらの動作は，自助具の項目でも述べたように，使用者の体幹や上肢の把持能力や手関節のコントロールが求められる．自助具の柄の部分を工夫したモノや，把持できても手が届かない時は万能的に使うリーチャー（図 8-48）の導入が有効である．

　整容や身だしなみは，人が社会との繋がりを持つことで初めて必要性が生まれる．これらの自立が活動性の拡がりを後押しする場合もあれば，むろんその逆の働きをする場合もあろう．ADL の自立のみに捉われず，より社会性を高める動作の自立にも目を向けていきたい．

6) 家事：調理用具・掃除・洗濯など

①導入の手順と選択のポイント

　家事の内容を決め目的に合わせ，必要な自助具を決めていく．使用者の能力に合わせ大きさ，重さ，素材を決める．導入までに自助具を使った実際の動作を行い使用状況に問題がなければ購入していく．他の動作と比較しても家事動作の工程は複雑であり，導入時はより慎重な評価を心がけたい．

②自助具の特性

　調理動作は，両手動作が多く，ある程度の重さのある物を扱い，手指の巧緻性も必要となる．

　自助具は，「片手でも作業ができる」，「少しの力でできる」，「巧緻性を上げる」などの工夫がされている．片手用のモノは材料の固定ができるまな板，「テコの原理」で軽く開缶ができるカンオープナー（図 8-49），把持し易い包丁（図

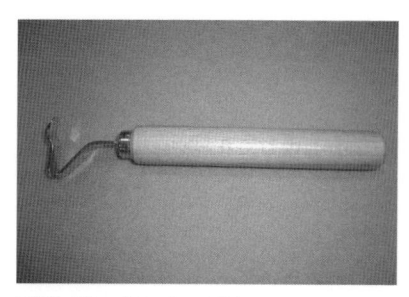

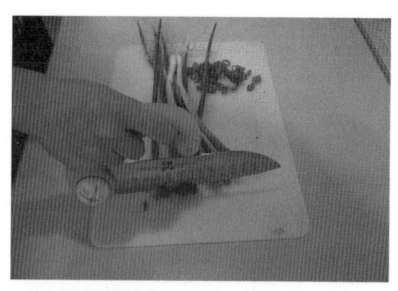

図 8-49. カンオープナー　　　　　図 8-50. 把持しやすい包丁

8-50) などがある.

　調理動作以外でもできない家事動作があれば，その都度自助具を検討していくことになる．例えば，洗濯動作では，片手でも洗濯ものが一挙に取り外せる洗濯物干しなどがある．

g. 移動し活動するためのモノ選び：歩行補助用具

　杖，歩行器，歩行車，車いす，リフトなどが歩行の補助として挙げられる．杖や車いすは一般的にも利用されやすい福祉用具であろう．ただし汎用される杖などは，長さの調整がされておらず，杖としての効果が得られないままの使用も多く見受けられる．靴の高さと使用する場所と使用者の姿勢を確認してから，正しい長さに調整したモノを提供するようにしたい．

　歩行器は，主に屋内で使用するように作られた歩行補助用具である．車輪が二輪のモノ，四輪のモノ，交互式，ピックアップ式のモノやセフティー機能のモノ（図 8-51）など使用者の機能に応じて機種を選択していく．

　歩行車（図 8-52）は屋外でも使用できる歩行補助用具である．

　介護保険制度の開始により，普及が進んだ福祉用具の一つである．しかし高齢者では歩行車よりも，円背姿勢を助長させるシルバーカーの利用者の方が多い．歩行車は車輪が大きく作られており，特に屋外での歩行時には安定した走行性を保障し，体幹の伸展を両上肢の支持で支える構造になっている利点もある．これら用具の利点を理解し，適応者には，歩行車の導入を積極的に推奨したい．

h. 生活の拡大：「福祉車両」と称される自動車

　障害を抱えると日常生活の制限を受け，人の支援がなければ生活自体も成り立たたなくなる．

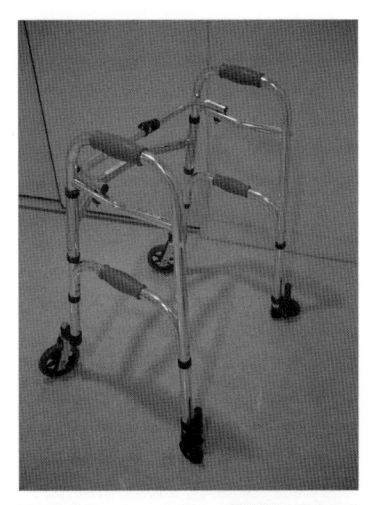

図 8-51. セーフティ機能付歩行器　　図 8-52. 歩行車

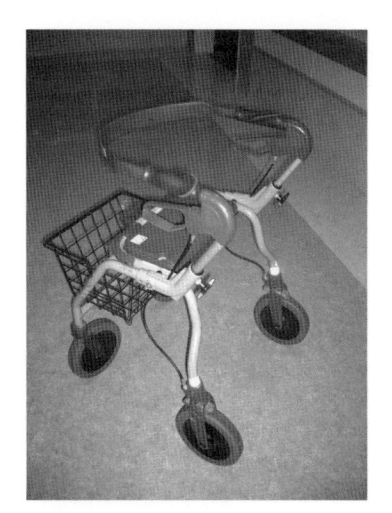

　また外へでるための移動手段も奪われ，社会参加はもちろん生活を楽しむことすら諦めがちとなろう．公共の交通機関を利用する方法を検討するべきではあるが，種々の制約があることも事実である．地方へ行けばもともと自動車が主な移動手段であり，生活を支える必需品でもある．
　障害者自らまたは家族が，人の支援を受けることなく移動手段を確保し行動範囲の拡大と生活の質も飛躍的に高めることができる「福祉車両」を，生活に取り入れる支援を積極的に勧めたい．
　運転のためには，すでに免許を取得していてもこれから取得する場合も，障害者手帳の交付が必要となる．身体障害者手帳取得のための診断書の作成は，医師として早急に行いたい手続きの一つである．

①福祉車両を導入するとき
　「福祉車両」は，自分で運転する場合と障害者を乗せて運転する場合とに大きく分類される．どちらの場合であろうと，車を利用する時の主な目的や頻度，乗る方の障害の程度と車を運転する方の運転能力などを明確にしてから導入を開始する．
　車の購入は金銭的にも大きな負担となるため事前の評価段階から，公的制度の利用と身体機能に関してはそれぞれ MSW・社会福祉士とリハスタッフ，車に関しては各メーカーや改造専門会社などに相談することが重要である．各専

8. ADLと生活の質を高める住環境整備

門スタッフとの評議の後，車種の決定や改造や付帯装置の取り付けをどこまで行う必要があるのか，などを順次決めていく．

②車の選択や改造のポイント

(1) 車の乗り降り

障害の程度に合わせて安全で容易な手段を検討する．

運転者が車いすを使用していれば，ドアの開口部は広い方が良い．運転者が座位移乗レベルの方であれば，運転座席との間に可倒式トランスファーシートがあると便利である．直接運転席へのアプローチが困難な場合は助手席が電動で屋外に移動し乗り降りのスペースを確保する方法もある（図8-53）．乗り降りの方法が決定すれば，目的を可能にする車種の選定や車の改造を検討する．

(2) 車いすの積みやすさ

車いすの利用者は，運転席に座ったまま自分の車いすを車内外に積み下ろす作業が必要になる．若い脊髄損傷の方であればシートを後方に倒し，上肢の力で車いすを持ち上げ助手席に乗せることもできよう．このような動作が難しければ，車いす収納装置を利用すると良い．電動で車の屋根の上に収納するものであれば，同時に車内のスペースを確保することもできる．あるいは，電動で助手席に収納する方法もある．

(3) 障害に応じて運転を容易にする

手足が不自由であれば，上肢だけまたは下肢だけ運転できるように，足動式または手動式の運転装置を車に取り入れることで運転が可能になる．また，手の筋力が弱い場合には，ステアリングノブや専用パワーステアリングもある．

片麻痺などの障害により片手のみでウインカーなどを操作したい時は，左右どちらかですべての操作ができるように改造することができる（図8-54）．

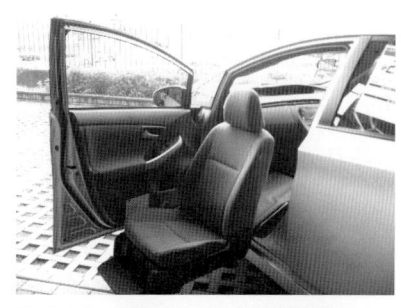

図8-53. 回転シートつき自動車

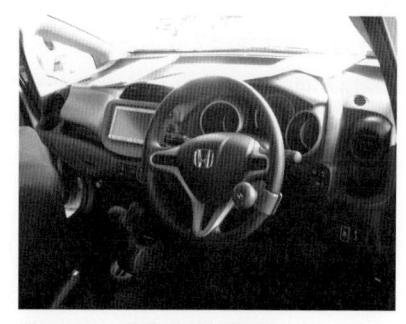

図8-54. 手動式運転装置

i. コミュニケーションを支援するモノ選び

　何らかの支援が必要な状況では，自らの意志を伝えるコミュニケーション手段の確立が重要となる．自らの意志を伝えられてこそ，「自分らしい生活」の支援を依頼でき自己決定が可能となるからである．近年，コミュニケーションの手段も単なる言葉の伝達だけには止まらず，電子情報技術を活用した支援技術へと発展している．自立活動を支えるこれらテクノロジーの急速な進歩は，コミュニケーションや生活の自立のあり方にも大きな変化をもたらしていると言えよう．

　コミュニケーションを支援する機器では，パソコンが大きな役割を果たしている．設定や操作が複雑なモノだと捉えられているが，目的を明確にして使用設定を簡素化すれば，十分に利用も可能となる．例えば，手指の巧緻性に問題があれば，音声ソフトで言葉として意志を伝える

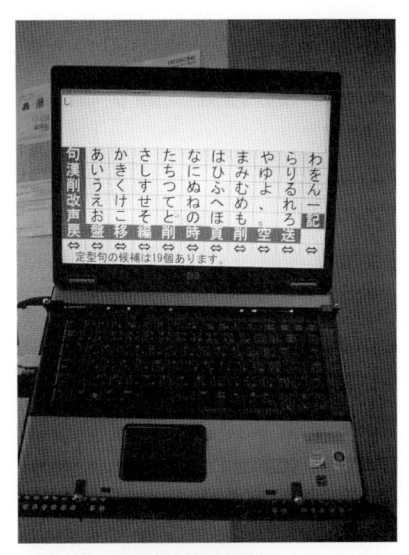

図 8-55．意志伝達装置

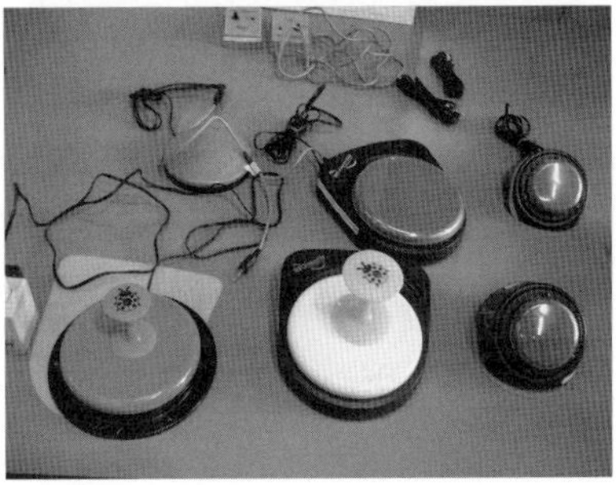

図 8-56．工夫されたスイッチ

（**図 8-55**)，スイッチを工夫する（**図 8-56**)．視覚障害者向けの専用製品を導入する，などを加えながら利用できるように工夫する．音声ソフト，スイッチの導入，視覚障害者向けなどは，それぞれの障害に応じた設定ができるかが重要なポイントであり，専門のエンジニアの協力が欠かせない．

　これらの問題をクリアすれば，むろん電子メールで離れている人との連絡が可能になり，通常私たちが利用している世界中の情報を得られ，自宅に居ながらにして，商品を自由に選び購入することもできよう．また，自宅での就労の可能性も生まれてくるであろう．

Ⅲ. モチベーションを引き出す
〜人の活動性を支援するリハビリテーションのいとぐち〜

　リハビリテーションとは,"人の活動性全体の支援である"と言える．我々が関わる方たちは，何らかの疾病や障害に伴う身体的なハンディを持ち，その人の行動を妨げている．身体的障害を抱えていようとも，その方が,「その人らしい生活」を描ければ，それが「生活目標」であり，我々支援者にとってもそれを目標とし支援を開始できる．人は,「したいこと」であれば，容易に行動を起こすものである.「何に興味があるのか」はその人により異なる.「その人らしさ」とは，長い人生の中で培われた"その人の持つ価値観"によって創られ，それが「その人らしさ」の本質と言えよう．本人自らがそれを伝えられるか，または，支援者に読みとる力があれば,「その人らしい生活」を支援することは難しいことではない．

　ところが，在宅医療現場では，活動性の回復に可能性があるにもかかわらず,「このまま寝たきりでもかまわない」などの訴えが聞かれ，現状からの改善を望まない方に，ときに遭遇する．支援者として支援のあり方に難渋する例である．これらの言動はあくまでも，ディマンド（欲求）であり，真実の希望ではない．臨床の現場でよく問われる,「モチベーション（動機）の低下」が，これにあたると言えよう．この時支援者には，本人が行動を起こしたいと思う要因に"気づく目"や"聞きとる力"が，求められている．その人が本当に行いたい生活に気づく目を持ち，実現可能な目標を掲げられる判断力と実行力を兼ね備えることが理想である．まずは安全でかつ容易にできる支援プランを立て，本人が「できる」と思える自信に繋げることがポイントである．

　在宅医はもとより，在宅医療に携わる支援者は，それぞれの専門の知識と技術を研鑽すると共に，専門力を発揮できる場面づくりに必要な「コミュニケーション能力」を身につける努力を怠らないようにしたい．

　もし，人が行動を起こす要因である「その人らしさ」を発見できれば，まずは支援の一歩を踏み出したことになる．

〈田中久美子〉

9 疾患別・状態別のリハビリテーション・プログラム例

A. 脳血管障害

I. 脳血管障害（脳卒中）医療連携をめぐって

　わが国において脳血管障害（脳卒中）は依然として死亡率も高く発症数も多い．しかも介護度の重症な群の原因の多くを占めるという重大な疾患である．そこで，国としても4疾患5事業の重要な柱として脳卒中の医療連携の構築が急務とされている．

　全国各地で脳卒中医療連携協議会が立ち上がり，とりわけ地域連携パス協議会は診療報酬上の誘導もあって，主として急性期病院と回復期病院との間で連携が進みつつある．

　ただし，課題も多い．①各病院，各地域でいわば無政府的に運用されていたパスの標準化が必要であること，②パスの形式に流されず充実した治療，特にリハビリテーション（以下リハ）が急性期病院から実施されねばならないこと，③きれめのない脳卒中医療のシステムづくりが目的だが，慢性期すなわち在宅期-在宅医のところで途切れているのが現状であること，また，④今後の連携の方向は医療とケアの連続性を築くことが key word になるがその点では全く議論が進んでいないこと，⑤脳卒中医療・リハの中身，量についてもその有効性が問われて来ようが，慢性期においても連携がパスデータベース（DB）づくりを念頭においたものになっているか，が課題となる．

　今後，在宅医はこうした地域背景をもって脳卒中の医療・リハ医療連携に取り組まざるを得ない．

II. 脳卒中リハの到達点

　在宅医療を始める場合，脳卒中の発症，再発などの危険因子を把握しておく

ことが必要となる．一般に高血圧，糖尿病，脂質異常症，喫煙，心房細動，大量飲酒などが年齢や性とともに危険因子として指摘されるが，なによりも先ず血圧管理が第一に重要なものとしてある．

急性期リハは発症直後より開始されることが望ましく，ひたすら廃用症候群，とりわけ体幹・下肢の筋萎縮・筋力低下，体幹・股関節・膝関節・足関節周囲筋や軟部組織の短縮化の予防と起座位，起立，移動などのADLに結びつく基本動作の獲得に重点がおかれる．

また，急性期からリハ医も参加した組織的な脳卒中治療ユニットによって早期に取り組むと歩行の自立度も地域復帰も成績がよいとの報告もある．

急性期病院の不十分なリハ体制の現状では回復期病院・病棟で早期に専門的，集中的リハを継続して行ったほうが効果の大きい例も少なくない．

また，一日当りのPT，OT，STの訓練量が多いとより短期入院で済み，しかもADLの改善度も大きいことも報告されている．ただ，outcomeを条件（例えば在宅復帰率を条件にいれる）につけた診療報酬体系は海外にもなく，恣意的に医療の質を歪める点もあることを注意したい．

回復期病床は東日本に少なくとりわけ東京首都圏では整備が遅れている．それもあって急性期からシームレスにリハの医療に乗れるとは限らず，殊に，急性期に重症であった例，合併症の治療に時間を要した例，若年例などはその後比較的長期間を回復に要する場合も少なくなく，現行の在院期間を越えてしまって，在宅にそうした段階で退院してくる例もしばしば見かけるのである．在宅医はその見極めと急性期・回復期からの情報をよく吟味しなければならない．

Ⅲ．いよいよ脳卒中患者のお宅を訪問する

先ず，持参するものは，ハンマー，音叉（振動覚測定），安全ピン（痛覚検査用），握力計，角度計（プラスチックの物差状でよい），ペンライト，舌圧子，ストップウォッチ（秒針付時計でOK），巻尺など，それに聴診器と血圧計，必要ならパルスオキシメーター，および記録用紙があれば間に合う．記録用紙は診療録2号でもいいし，手順よくまとめられるような評価表つきでもよい．

初回訪問時，できるだけ前医の情報提供書，またはそのコピーを頂くとよい．前医やケアマネジャーからの紹介であっても，患者・家族が在宅でどんな方針でいるのか，リハに何を期待しているのか，どんなアドバイスを受けてきたの

か，大まかな方針を確認し，患者・家族の思いと大筋で一致しうるか考えたほうがよい．

a. 具体的診察は

できれば患者の目線の高さ以下から会話しながら，ベッドに端座位の患者の傍らに座らせて貰うなどして診察を開始する．片麻痺では肩関節周囲の運動痛は高頻度で，不用意に診察する前に「どこか痛い関節などはありませんか」と尋ねておいたほうがよい．

また，患者も家族も手足の麻痺や動作ができないことだけに関心が向いている場合が多く，診察しながら「麻痺のない手をついて起き上がれるじゃあないですか，健側脚で立ち上がれるじゃあないですか」と可能な部分を強調して前向きに治療方針を立てる第一歩とすることも必要である．

b. リハ診察の手順（MATRIX GRAPE）

脳卒中などの例には診察の手順として MATRIX（CS）GRAPE 法はお勧めである．

M：motor function（運動機能）　ここでは麻痺側の手足の麻痺の程度として Brunnstrom stage 分類や徒手的筋力テスト（MMT）で評価する（**図 9-1**）．特に健側下肢の MMT は忘れてはいけない．Brunnstrom stage 分類は初期には上肢や下肢が全体として動く共同運動に支配され，回復とともに全体から一つ一つの関節が分離して独立した動きをなすもので分離運動と呼ぶ．

A：atrophy（muscle atrophy 筋萎縮）　とりわけ下肢近位部，大腿部の筋萎縮に注目．

T：tonus（muscle tonus 筋緊張）　四肢の他動的運動に抵抗する痙縮 spasticity や固縮 rigidity をみる．spasticity の程度の評価には modified Ashworth scale（**表 9-1**）がよい．

R：reflex（反射）　深部腱反射（ankle jerk $S_{1,2}$, knee jerk $L_{3,4}$, biceps tendon reflex $C_{5,6}$, triceps C_7）あたりは，Babinski 反射とともに診ておく．

I：involuntary movement（不随意運動）　視床病変などのように深部知覚障害や小脳障害時などに運動時測定障害（目標通り運動できない）や企図振戦などがみられる．

C：coordination & cranial nerves（協調運動障害・運動失調及び脳神経障害）　前者は小脳障害を主として反映し，患側の測定障害 dysmetria や交互変換運動障害だけでなく，立位をとらせ立位バランスが際だって障害されていないかを

9. 疾患別・状態別のリハビリテーション・プログラム例

図 9-1. 中枢性麻痺と Brunnstrom stage 分類 [4)]

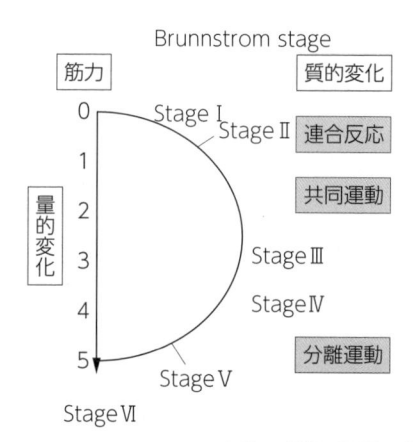

Brunnstrom stage 分類

Stage Ⅰ：随意運動全くなし
　　　Ⅱ：連合反応で動きが出る
　　　Ⅲ：共同運動出現（随意的に）
　　　Ⅳ：共同運動を脱し，分離運動出現
　　　Ⅴ：分離運動相当進む
　　　Ⅵ：スピード改善，中枢性麻痺回復

上肢・手指・下肢の共同運動
（関節ごとの要素的分析）

	屈筋共同運動	伸筋共同運動
肩甲帯	挙上され後退	前方突出
肩関節	屈曲・外転・外旋	伸展・内転・内旋
肘関節	屈曲	伸展
前腕部	回外	回内
手関節	掌屈	背屈
手指	集団屈曲	集団伸展
股関節	屈曲・外転・外旋	伸展・内転・内旋
膝関節	屈曲	伸展
足関節	背屈・内反	底屈・内反
足趾	背屈	底屈

手関節に関しては例外あり．足関節は内反が起こり外反はない．

みておく．

　脳神経領域では先ず，眼球運動，視野などをみておく．視空間無視（左右視空間同時に光刺激を与えるとどちらかを無視 neglect する）もとりわけ左片麻痺の人には珍しくはない．

　更に，何よりも口の中，舌や咽頭の動きと構音障害と摂食嚥下障害の有無を診ることは重要である．とりわけ嚥下障害は急性期にはかなりの頻度で指摘され，胃瘻などの経管栄養が続いている例もある．在宅期に再度適切な嚥下評価と嚥下訓練で経口摂取にまで到ったケースも珍しくはない．

表 9-1. modified Ashworth scale[5]

Grade 0	：筋緊張亢進なし
1	：可動域終わりにわずかな抵抗
1⁺	：軽度の緊張，可動域 1/2 以下で若干の抵抗
2	：可動域全域で抵抗あるが運動可
3	：高度の緊張，他動運動困難
4	：屈曲または伸展位で拘縮状態

スクリーニングテストとして先ず「反復唾液嚥下テスト」と「改訂水飲みテスト」は診ておいてよい．前者は口腔内を湿らせた後，30秒間に何回「カラ嚥下」が可能かをみるが，2回以下が異常である．後者は「冷水3mLの嚥下」が5秒以内にむせずに可能なら正常，嚥下できなかったり，むせたり，湿性嗄声，呼吸切迫あれば異常で嚥下障害が疑われる．

更に詳細な評価は嚥下造影（VF）や嚥下内視鏡（VE）を用いる．VEは手軽で在宅訪問にも使えるが，食塊を咽頭腔に送り込む様子や喉頭蓋の閉鎖や食道入口部などは観察できない．誤嚥状況もVFのほうが判り易い．

S：sensory system（知覚系）　触温痛の表在覚，膝・足・足趾の位置覚，振動計を用いた深部覚（足首内果で7〜8秒以上を高齢者の正常値の目安としている）．

G：歩行状態（gait）　先ず，ベッドサイドで柵につかまり立たせ，手すりやタンスなどをつたっての歩行（介助で）をみる．安定して可能ならサイドケインや四脚杖（クワドケイン），T-ケイン（cane）を試す．

内反尖足などのため下肢装具が必要そうであれば最寄の地域リハ広域支援センター（概ね二次医療圏に一箇所）に一報する．車椅子の選定も介護保険リースの業者まかせでなく支援センターに相談して選定の際一緒に立ち会うと勉強になる．

R：ROM（関節可動域）　脳卒中例では使わないことによる廃用性の筋の短縮が多く，可動域制限の原因となっていることがしばしばである．特に，

腸腰筋（iliopsoas）−腰椎横突起に始まって腰椎関節・股関節を跨ぐ股の付け根で筋腹が触れる二関節筋で股関節の屈曲・大腿振上げに関与，

大腿二頭筋群（hamstrings）−骨盤の坐骨に始まって股関節・膝関節の後方を跨いでいる太もも裏側の二関節筋で主に膝屈曲に関与，

腓腹筋（gastrocnemius）−大腿骨に始まり膝関節後方，そしてアキレス腱を

9. 疾患別・状態別のリハビリテーション・プログラム例

介して足関節を跨ぎ踵に終わる二関節筋で足関節底屈に関与,

これら二関節筋はいずれも短縮を起こし易く,それぞれ股屈曲拘縮,膝屈曲拘縮,尖足の原因となり,立位・歩行の阻害因子に直結する.

A：aphasia, agonosia, apraxia 及び dementia を大雑把に把握する.特に失語や認知症の有無は重要である.

P：posture（姿勢）

E：excretory（排泄機能）

以上脳卒中などの脳・神経障害の方の訪問時診察法として MATRIX GRAPE が簡便であるので参照されたい.その他,寝返り,起座,起立などの基本動作や ADL－食事・更衣・整容・排泄などの動作－も聞き取るか,観察する.トイレと浴室は見ておいたほうがよい.

c. 訪問リハ処方

実際に使っているリハ処方せんを紹介する（図9-2）.連絡先,病名と簡単な経過,合併症,障害項目などからなる.大切なことは①当面の目標（短期目標：short term goal：STG）を明確にすること（例えば,車いすに座れるようにするとか,トイレに行けるようになるなど,当面到達が予想される現実的課題）,及び②訓練負荷でリスクになりそうな問題,合併症（例えば過度に動いて心不全が悪化とか,視空間無視で転倒しないよう注意するとか）などを処方せんに付記しておく.

幾多の報告でも脳卒中の慢性期に歩行訓練や下肢筋力増強訓練が歩行能力や ADL を維持するだけでなく,歩行能力を示す指標を含め ADL を改善させるとしている.

2章でも紹介したが,在宅では肺炎などの感染症や転倒など,あるいは介護者の体調不良などといった突発的なアクシデントにより ADL がダウンしたり,寝たきりになったりする例にしばしば遭遇する.ケアマネジャーや訪問スタッフ,家族からの連絡に迅速に対応することが大切である.

寝たきりになった脳卒中例では先ずベッドの導入が重要で,更にベッド上での寝返り（健側下に）→起座（健手で上半身を支えながら,体幹を回旋させて）→座位保持（ベッド端に骨盤を水平にさせて,両足を床面つけさせて）,そして車いすか肘掛付のしっかりしたポータブルトイレをベッド脇にセットするようにすると,ベッドからそれへの移乗へと一連の動作として練習できる.

移乗は健側に車いすを置き,遠い方のアームレスト（肘掛）を健手で握り体

```
処方せん        (PT, OT, ST, Ma, Ca, Acup )

┌─────────────────────────────────────────────┐
│      氏名                                    │
│住所  〒 －                          Tel:     │
│                                              │
├─────────────────────────────────────────────┤
│ Dx. (初診日： H20.1.31  )                    │
│ #1 脳梗塞 #2 脳出血  #3 DM #4 HT #5 左ASO    │
│                                              │
│ Hx. (Onset: H18.9.4 )    ACA aneurysm clipping │
│ H18.10.26 #1にて Lt-hemiplegia ○○病院にリハ入院、装具歩行可となる。│
│ H19.6.25 #2発症 Lt-hemi.悪化、寝たきりとなる。H21.10.13 #5にてステント術受ける。│
│ I. D. H.  &  Activity, Participation：       │
│ Goal, Px of Treatment , complication , Risk：│
│   1) Lt-hemiplegia (殆んど Synergy 共同運動レベル：Brunnstrom │
│      ステージ III)                           │
│   2) Lt- Unilateral Spatial Neglect：moderate│
│   3) Lt Knee joint 辺りの疼痛  (OA＋ASOによる？) │
│   4)  Obesity (身長 172cm 体重92Kg)          │
│      DM：HbA1c 現在 6.6 でｺﾝﾄﾛｰﾙはまあまあ   │
│   5) HT：BP 130～150/80～ 86mmHg程度、降圧剤内服中 │
│   6) ADL：Barthel Index 75 点                │
│      何とかトイレまで杖歩行できている（見守り）│
│      デイケアでは LLB+ Cane 歩行している     │
│   7) 本人の希望：ゴルフを再度やりたい、屋外に出たい│
│                                              │
│ LTG：屋外装具歩行                            │
│ STG：屋内身辺 ADL 自立                       │
│                                              │
│          処方日： 2,010.01.12  処方医： 山口 明 │
└─────────────────────────────────────────────┘
```

図 9-2. リハビリテーション処方せん

幹を前屈させて起立し，90度回転して車いすに座るというのが片麻痺例の通常法である．左片麻痺の方にはしばしば左半側視空間無視などの症状をもつことがあり，ブレーキのかけ忘れなどによる移乗時の転倒に注意したい．

【症例】MK さん，76 歳，男性

　半年前に発病．某救急病院に搬送され，右頭頂葉皮質下出血にて血腫摘出術を受け，数ヵ月のリハ専門病棟入院を経て在宅となった．合併症に高血圧症と糖尿病がある．
　左片麻痺（上下肢・手指とも Brunnstrom　stageV），下肢にやや強い spasticity（modified Ashworth scale：grade2：可動全域で他動に抵抗あるが運動は容易）同名性半盲を伴わない左半側視空間無視を認め，多弁．sensory s. は表在・深部ともほぼ正常，むしろ痛覚は左半身過敏である．ROM は左肩運動痛を伴う可動域制限（屈曲120°，外転90°）あり，手に熱感（＋）で腫脹している（puffy swelling）．

9. 疾患別・状態別のリハビリテーション・プログラム例

　この状態は「肩手症候群」といって片麻痺患側にしばしば発症する.
　gait 歩行については入院中に試みられたが十分な獲得に到らないまま帰宅, 立位時左下肢痙縮↑のため, 装具必要であると判断した. トイレはウォッシュレットで比較的広く, つかまるところはあったが, 当面妻の軽介助とし, 排尿はベッドサイドで尿瓶を使うことに.
　浴室は改修必要で当面夏季はシャワーチェア購入してシャワー入浴に.
　本人の希望は「歩けるようになって駅前の喫茶店にコーヒーを飲みに行きたい」であった.
　STG を屋内移動自力で, 入浴以外の ADL を可能にという目標をたてた.
　週2回60分毎の訪問PTを処方, 腰痛や肩痛もあったこともあり訪問鍼灸マッサージの同意書も書き処方した. 肩手症候群については湿性の電気ホットパックによる温熱治療, 患側頸部星状神経節プロカインブロック治療で軽快した.
　数回の訪問 PT の後, 義肢装具士を連れて PT 同行の下, 在宅で短下肢装具処方・採型を患者とも議論しながら行い, 足継ぎ手付きプラスチック下肢装具 (靴べら形なので soe horn brace : SHB という) を製作した. 約半年経過後家の周りなら T-杖と SHB で見守り歩行可となった.

参考文献
1) 改正医療法「4疾患5事業」2008年5月2日：厚生労働省ホームページ
2) 脳卒中の医療体制構築に係る指針. 厚生労働省医政局指導課長通知. 疾病又は事業ごとの医療体制構築に係る指針. 2007年7月20日
3) 脳卒中合同ガイドライン委員会：脳卒中治療ガイドライン 2009.
4) 上田　敏：目で見るリハビリテーション医学, 第2版. 東京大学出版会, 1994.
5) Bohannon RW, Smith MB：Interrater reliability of a modified Ashworth scale of muscle spasticity. Phys Ther 67：206-207, 1987.

（山口　明）

B. 骨折と運動器疾患

運動器疾患とはヒトが動作をするための器官である骨・関節・靱帯・腱・筋などが，変性・変形することで痛みなどの機能障害をもたらす疾患のことである．2007年日本整形外科学会から運動器疾患による要介護状態や介護リスクの高い状態を「ロコモティブシンドローム」と呼ぶ，一種の啓発活動が始められた．

骨折と運動器疾患のリハビリテーション（以下リハ）の特徴は
① たいてい疼痛を伴っておりその緩和が重要になる．
② 活動性が低下し，廃用性筋力低下や関節拘縮などが進みやすく，介護予防的視点が大切である．

ことなどである．

I．大腿骨近位部骨折

大腿骨近位部骨折は頸部骨折（以前の内側骨折）と転子部骨折（以前の外側骨折）とに分けられる．70歳以降指数関数的に発生率が増加し，85歳以上では年間約50人に1件となる．頸部骨折は，骨折に伴い血行が途絶しやすく，転位があれば人工物置換術（人工骨頭置換術），転位がなければ骨接合術を施行することが多い．転子部骨折では骨接合術を施行することが多い．

いずれにしろ寝たきりの要因になりやすく，早期離床のため，早期の手術療法が高齢者でも勧められている．

大腿骨近位部骨折のリハは，全国各地域でクリティカルパスが作成されているように，シームレスなリハが強調されている．認知症を伴っていることが多く，病院・施設からの比較的速やかな在宅復帰が望まれる．

在宅でのリハは，退院時の歩行能力に大きく依存している．歩行は杖もしくは歩行器を使用することが多いが，自立もしくは見守りレベルであれば，生活の中で歩行が必要な場面を積極的に取り入れたい．その際，転倒をおこさないよう段差の解消，手すりの設置，夜間の足元の照明など生活の動線に目をくばりたい．また転倒した場合でもヒッププロテクターの装着は，再骨折の予防効果が認められている．ただしその装着に対するアドヒアランス（コンプライアンス）は高くない．デイサービスで1日じゅう車いすに座らせたままという例

も経験する．施設に歩行の機会を与えるよう指導するか，施設の変更も考慮する．

歩行が介助や不能の場合には，できるだけ排泄はトイレを使用（ポータブルでも）するよう家族への介助指導や，訪問や通所でのリハサービスの利用が望ましい．

人工物置換術の場合，特にそれが後方アプローチでは脱臼が生じやすく，屈曲・内転・内旋の複合運動（脱臼誘発肢位）を避けるような生活指導が必要となることがある．

またビスフォスフォネート製剤など骨粗鬆症治療薬の処方を考慮する．

II．変形性膝関節症

変形性膝関節症は膝関節の軟骨の摩耗，菲薄化によって関節面が破壊されるとともに関節辺縁部に骨棘が形成される変形性の関節疾患である．65歳以上の女性に頻度が高い．階段や坂道を下る際に特に疼痛を生じやすく，進行すると夜間や安静時痛が生じることがある．多くが内側型であり，膝内側関節裂隙に圧痛を認めることが多く，屈曲制限，内反変形，伸展制限を生じる．またしばしば関節水腫を認める．

変形性膝関節症のリハは肥満に対しての減量を初めとして，正座，階段昇降，和式トイレ使用などの疼痛を生じる動作をなるべく避けること，杖，歩行器の使用で膝への負荷を軽減することなど生活指導が基本になる．

運動療法として大腿四頭筋に対する筋力増強訓練が重要である．等尺性筋収縮訓練である大腿四頭筋セッティング（図 9-3）や下肢伸展挙上法（SLR 訓練：図 9-4）を指導する．

疼痛コントロールは非常に重要で，薬物療法として NSAIDs，関節内ヒアルロン酸注入（時にステロイド注入）が，装具療法として足底装具（外側楔状板，アーチサポート），膝装具，クッションヒール，ニーパッドがある．

III．腰部脊柱管狭窄症

腰部脊柱管狭窄症は椎間板，椎間関節や黄色靭帯の加齢，変性肥大によって腰部の脊柱管が狭窄し，馬尾あるいは神経根の絞扼障害を来して症状の発現したものをいう．一般に安静時には無症状で，立位や歩行により下肢痛やしびれが出現する．歩行途中で歩けなくなり，腰を前に屈めて休むと症状が軽快し再

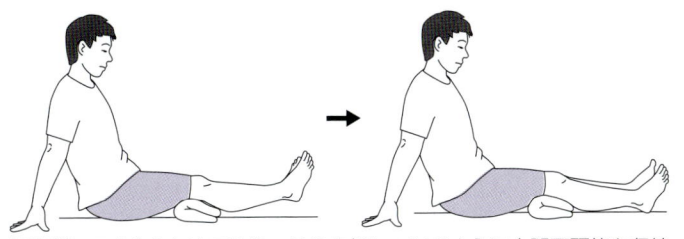

膝窩部にタオルを丸めて入れ，それを押しつけるように大腿四頭筋を収縮させる

図 9-3. 大腿四頭筋セッティング
（日本整形外科学会：ロコモティブシンドローム診療ガイド2010 より）

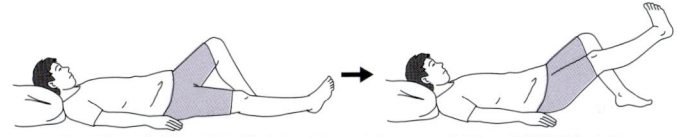

仰臥位の状態で踵を挙上し 20 〜 30cm の位置で 5 秒固定する

図 9-4. 下肢伸展挙上法（SLR 訓練）
（日本整形外科学会：ロコモティブシンドローム診療ガイド2010 より）

び歩けるようになる間欠性跛行が特徴的である．馬尾全体が圧迫されると，膀胱直腸障害を呈することがある．

　問診が診断には最も大切であるが，Kemp テスト（腰椎を伸展とともに患側に傾斜させて，下肢痛出現の有無を調べる），足背動脈の触知（末梢性動脈疾患の有無），下肢筋力・感覚を確認する．

　腰部脊柱管狭窄症のリハは杖や押し車（腰椎の前屈保持を助ける）を歩行時に勧める生活指導や下肢や背筋の筋力増強訓練が主体となる．疼痛に対してNSAIDs が有効で，時に仙骨裂孔ブロックなどの硬膜外ブロックも行われる．循環障害を改善させるプロスタグランジン製剤やコルセットが有効なこともある．

Ⅳ．関節リウマチ

　関節リウマチは免疫系の異常により，複数の関節炎を主体とする，慢性に経過する進行性炎症性疾患である．関節炎が持続・進行すると関節が破壊される．

9. 疾患別・状態別のリハビリテーション・プログラム例

多くは30〜50歳代で発症し，女性が多い．進行すると変形性股関節症，膝関節の外反変形（X脚），足部の回外扁平・外反母趾，手関節の手掌脱臼・短縮・強直，手指のスワンネック変形・ボタン穴変形・尺側偏位，肩・肘の脱臼・変形など複数の関節の変形を来し，関節の疼痛もあり，身体の障害を生じる．

メトトレキサート（MTX）の早期使用や生物学的DMARDs登場により治療法が最近大きく変化した．評価方法は関節病変を評価するもの（Larsenのgrade分類など），身体的な活動状況やQOLを評価するもの（HAQ，mHAQ，AIMS-2など），関節所見，炎症反応などで総合的に疾患活動性を評価するもの（ACRコアセット，DAS，DAS 28など）などがある．

関節リウマチのリハは ①関節保護とオーバーユースに対する患者教育，②関節痛や筋痛への除痛，持続効果の高い狭義のリハ，③メンタルケア，社会的援助，の3つのアプローチがある．

運動療法は炎症期では廃用症候群の予防すなわち関節拘縮の予防や筋力維持を目的とし，非炎症期では関節拘縮の改善や筋力の強化，体力の向上を目的とする．筋力強化訓練，有酸素運動が勧められ，太極拳が下肢とりわけ足関節の関節可動域（ROM）の改善のため取り入れられることがある．ROM訓練は炎症期ではROM維持を目的に自動運動中心，非炎症期では自動運動に他動運動などが勧められる．一般に朝のこわばりが改善した時に行い，関節を温めた後が望ましい．

作業療法の目的は①疼痛緩和，②関節保護方法の指導（自助具適応などを含む），③手指の機能改善，④ADL能力向上，⑤心理面のサポートなどがあげられる．

ADLに対しては，関節保護を考えた基本的動作の指導，スプリントや自助具使用による痛みや変形予防を考えた取り組みが必要になる．靴の工夫やアーチサポート（足趾変形，偏平足）の他に関節リウマチによく使う自助具として，孫の手，缶オープナー，ドアノブ回し，水道栓回し，リーチャー，ボタンエイド，ソックスコーンなどがある．また頸椎環軸亜脱臼に対しては，頸椎の過屈曲を予防する目的でポリネックカラーなどが使われる．

在宅における医療職の役割は，薬物療法において専門医との連携と，筋力や関節可動域の維持（向上），病気の進行に合わせた自助具や居住環境の調整，社会的支援の活用などが中心になる．

参考文献

1) 日本整形外科学会編：ロコモティブシンドローム診療ガイド2010. 文光堂, 2010.
2) 岩谷　力ほか　編：運動器リハビリテーションシラバス　改訂第2版. 南江堂, 2010.
3) 岩谷　力ほか　編：運動器リハビリテーションクルズス. 南江堂, 2008.
4) 豊永敏宏　著：運動器疾患の進行予防ハンドブック. 医歯薬出版, 2005.
5) 木村彰男　編：リハビリテーションレジデントマニュアル　改訂第3版. 医学書院, 2010.

（北西史直）

C. 廃用症候群

I. 廃用症候群の定義

　廃用症候群とは，全身や局所の運動性の低下や不動によって引き起こされた二次的合併症の総称である．安静臥床によって運動が不足することによる生理的な変化や，不動や不良肢位によってもたらされる病変，知覚刺激が奪われることによる心理的退行などが含まれる（表9-2, 3）[1-5]．
　褥瘡については本シリーズ「在宅で褥瘡に出会ったら」を参照されたい[6]．

II. 廃用症候群の障害学的特徴と「悪循環」

　リハビリテーションを行う上で重要な点は，疾患そのものによる麻痺や疼痛などと複合して徐々に進行し可逆性を失うこと，廃用症候群のそれぞれが相互に影響し合って悪循環をもたらすことである[2]．特に，高齢者については容易にこの悪循環が発生し，短期間でいわゆる「寝たきり」に陥ってしまうことを肝に銘じておかねばならない．
　治療のために必要な安静は最小限にとどめ，体交・ギャッジアップ・ROM訓練は看護レベルで行い，リスク管理下に早期離床を進めることが大切である．

III. 「寝たきり」でなくても進行する廃用症候群

　明らかな筋萎縮・拘縮・褥瘡などの典型的廃用症候群が見られず，決して「寝たきり」ではない人達にも廃用症候群は無縁ではない．リハビリテーション専門病院で急性期から訓練を行っている人においてさえ，一部で廃用は進行を続けている．脳卒中片麻痺で歩行自立に至った群でも，発症後2週間に失われた筋量を回復するのにその3倍の期間を要したという報告もある[7]．
　半身麻痺や対麻痺で車いす生活をしているとき，麻痺のない手足や体幹の運動量は十分といえるだろうか．実は，片麻痺者の麻痺のない側の筋力は，同年代の健常者の同側筋力と比較して2割以上低下がみられることがわかっている[8]．
　また，公共交通機関で外出できるほど回復した人でも，復職した当初は強い疲労感を訴えることが多い．動作や瞬発力が回復しても，心肺持久性がそれに

表 9-2. 原因別にみた廃用症候群の諸症状[3]

Ⅰ．局所性廃用によるもの 　1．関節拘縮 　2．筋廃用萎縮 　　a．筋力低下 　　b．筋耐久性低下 　3．骨粗鬆症—高カルシウム血症 　4．皮膚萎縮 　5．褥瘡 Ⅱ．全身性廃用によるもの 　1．心肺機能低下 　　a．1回心拍出量の減少 　　b．頻脈 　　c．1回呼吸量減少	2．消化器機能低下 　　a．食欲不振 　　b．便秘 　3．易疲労性 Ⅲ．臥位・低重力によるもの 　1．起立性低血圧 　2．利尿 　3．ナトリウム利尿 　4．血液量減少 Ⅳ．感覚・運動刺激の欠乏によるもの 　1．知的活動低下 　2．自律神経不安定 　3．姿勢・運動調節機能低下

表 9-3. 臓器別の廃用症候群[4]

筋肉	筋萎縮，筋力低下
関節	変形，拘縮
骨	骨粗鬆症，異所性骨化
心臓	最大酸素摂取量の低下，1回心拍出量の低下，起立性低血圧
血管	血漿量の減少，血栓塞栓症
呼吸器	肺胞膨張不全，咳そう・気管繊毛活動の低下，無気肺，肺活量・分時換気量の減少，誤嚥性肺炎，肺塞栓
精神機能	不安，うつ状態，精神機能の低下，夜間せん妄，幻覚
中枢神経	見当識低下，痛みに対する閾値低下，バランス協調性低下
末梢神経	圧迫性神経麻痺
消化器	便秘，食欲低下，消化液分泌減少，逆流性食道炎
泌尿器	機能的失禁，尿路結石，尿路感染症
皮膚	褥瘡，皮膚萎縮
内分泌	基礎代謝低下，副甲状腺ホルモン増加，男性ホルモン低下
ミネラル代謝	窒素・カルシウムの平衡が負

追いつかないためである．具体的には，一回心拍出量が低下していること並びに組織が酸素を有効利用する能力が低下していることがその理由である[9]．

　骨の廃用萎縮も忘れてはならない．骨萎縮は非荷重で進行するので，特に麻痺側の骨粗鬆症の進行は著しく，僅かな外力で容易に骨折を生ずるので注意が必要である．臥床で増加する腎からのカルシウム排泄は，立位をとらないと抑制されず，座位や筋力増強訓練では容易に改善しない[10]．車いす患者においては，移乗や起立着席訓練による下肢での体重支持は，たとえ歩行が難しくても大変重要である．

9. 疾患別・状態別のリハビリテーション・プログラム例

【症例1】82歳　男性　誤嚥性肺炎

　基礎疾患に多発性脳梗塞あり，二次性パーキンソニズム，構音嚥下障害を認め，屋内伝い歩き，セルフケア自立で在宅．介護保険のデイサービス利用しながら，高齢の妻と二人暮し．

　今回は，熱発，食欲不振にて発症，かかりつけ医受診し胸部X線で誤嚥性肺炎と診断され，連携病院へ入院．禁食，ベッド上安静で抗生剤点滴加療された．約1週間で肺炎は治癒したが，この間経口摂取並びに内服が出来なかったこと，殆どベッド上での生活であったことなどから，座位耐久性低下，移乗〜歩行要介助となり，再発防止のため食形態も変更された．身体介護や食事の準備に関して，妻の介護のみでは在宅困難となった．

　主治医からリハ依頼が出て約3週間 PT/OT/ST 施行し，起居動作・歩行・ADL訓練，食形態や嚥下の指導を受けた．在宅に戻る前に，主治医やリハ担当者とケアマネジャー，訪問看護師等でカンファレンスを行い，今後の機能維持と誤嚥性肺炎防止のためのケアプラン調整を行い自宅退院した．

　高齢者では，1週間寝込んだことで在宅生活が困難になってしまうことは珍しいことではない．特に，もともと何とか屋内歩行が可能な歩行レベルで，安静，禁食で運動不足・栄養不足の状態に置かれれば容易に歩行困難になる．このように不利な条件が重なることが予測される場合は，入院時から治療と併行して廃用防止のためのプログラムが処方されるべきだと考えるが，十分なリハ体制がない場合でも家族によるギャッジアップ，下肢の屈伸運動，車椅子での散歩や起立訓練，安全な食形態の補食などを医療チームとの連携下に行う必要がある．患者と家族の介護力を熟知している在宅チームは，入院時から主治医と連携できることが望ましい．本ケースのように，退院前にカンファレンスを行うことも大変重要であり，最近では医療保険でも評価されるようになった．

【症例2】78歳　女性　胃がん術後，右大腿骨頸部骨折

　高血圧で通院中の自宅周辺歩行・ADL自立，日中独居の主婦．定期健診で貧血を認め，精査の結果早期胃癌と診断され胃全摘出術施行された．翌日から自室トイレ歩行など見守り下に早期離床を進め，段階的に経口摂取開始，特に合併症なく約2週間で自宅退院した．

移動動作やADLは，病前と大きな変化はなかったが，経口摂取量が減少し，体重も約5kg減少した．その後も体重減少は続き，家事などで疲労しやすく臥床がちとなり，歩行も不安定となった．退院1ヵ月後，室内で転倒し右大腿骨頸部骨折受傷，手術と術後のリハビリテーションのために更に3ヵ月の入院を要した．退院時は，T杖にて屋内歩行見守りレベルとなり介護保険申請，家屋整備（手摺＋段差解消）並びにデイケア通所中である．

　病前は，歩行ADL自立で介護保健サービスを利用しておらず，術後の早期離床も順調に退院した患者が，その後の耐久性低下をきっかけに廃用症候群の悪循環に陥ってしまった例である．消化器の手術症例では，経口摂取量が減ったり食事習慣が変化したりして耐久性低下をきたす例があり，効率的にカロリー摂取をするための栄養指導や，廃用改善目的の介護予防策が必要となる．

【症例3】65歳　男性　脳出血後遺症，遅発性痙攣
　元来，重度右片麻痺・失語あるも屋内T杖歩行・ADL自立で妻と在宅，デイサービス利用しながら通院中であった．発症6ヵ月頃より痙攣発作反復し，複数の抗痙攣薬内服にてコントロール中である．痙攣発作のたびに徐々なる機能低下を認め，歩行バランス，注意力共に低下し，移乗～歩行要介助，転倒防止のため常時見守りが必要となっている．
　今回も痙攣のため入院となり，血中濃度測定の結果，抗痙攣薬が増量された．発動性低下，日中の眠気あり，活動量は低下しているが，一方で転倒のリスクは増加し，家族の面会時以外は車椅子安全ベルトが必要となり，入院中PTを併用したにもかかわらず歩行能力はさらに低下した．薬物コントロールのために専門病院に一時転院したが，その間誤嚥性肺炎を併発した．

　治療のために必要な薬物の増量をきっかけに，更に廃用が進行した例である．発作の重症度並びに本人の移動能力や高次脳機能を見極めた上で，内服調整することも必要である．本ケースの場合は，予想される廃用の進行を最小限にとどめるべく，通所リハビリを増やすなど極力見守り下で活動できるようケアプランを再調整した．

9. 疾患別・状態別のリハビリテーション・プログラム例

参考文献

1) Hirschberg GG, et al.：Rehabilitation, 2nd ed. JB Lippincott, Philadelphia, 1976.
 （リハビリテーション医学の実際：三好正堂訳，日本アビリティーズ協会，1980）
2) 江藤文夫：廃用症候群の発生機序と改善のための運動療法．PTジャーナル，24：4-7. 1990.
3) 上田　敏：廃用症候群とリハビリテーション医学．総合リハ，19, 773-774, 1991.
4) 米本恭三　監修：最新リハビリテーション医学．医歯薬出版社，1999.
5) 石野真輔，新井秀範，道免和久：評価と治療予後予測．総合リハ vol.37（4），301-306, 2009.
6) 鈴木央　編：シリーズ：在宅医療の技とこころ－在宅で褥瘡に出会ったら－．南山堂，2010.
7) 近藤克則，他：脳卒中早期リハビリテーション患者の下肢筋断面積の経時的変化－廃用性筋萎縮の回復過程－．リハ医学 vol 34, 129-133, 1997.
8) 大川弥生，上田　敏：脳卒中片麻痺患者の廃用性筋萎縮に関する研究－「健側」の筋力低下について－．リハ医学 vol 25, 143-147, 1988.
9) 間嶋　満，上田　敏：脳卒中患者の体力低下の要因．リハ医学 vol 27, 53-57, 1990.
10) 林　泰史：廃用性骨萎縮の発生機序，リハビリテーション基礎医学，第2版，222-229, 1994.

（新藤直子）

D. 認知症

　本書では認知症の中でも主な疾患であるアルツハイマー病を取り上げ，リハビリテーションの立場から早期介入の重要性，リハビリテーション，高度・終末期の認知症ケアに言及する．

　認知症の診断，治療の詳細はシリーズ：在宅医療の技とこころ「認知症の方の在宅医療」に譲る．

I．早期介入

a．早期介入

　かかりつけ医は，認知症に対し重要な役割を担っている．第一は，早期介入が可能であること．高齢者の物忘れの兆候を見い出し早期発見をすることは，患者の普段の生活を診ているかかりつけ医にしかできない．

　第二に，早期に介入し，専門医と連携したかかりつけ医がサポートすることにより家族の不安を払拭することができる．周辺症状に対しては，患者の背景，介護者の負担を考慮した適切な治療が行える．

　第三に，それがなによりも重要な点であるが，在宅医療は家族，かかりつけ医，専門医，居宅サービスが連携することにより「理にかなったケア」，「認知症の人の心の向きにそったケア」が行えることである．

b．軽度認知障害

　軽度認知機能障害（mild cognitive impairment：MCI）の診断基準は，1）本人や家族から認知機能低下の訴えがある，2）認知機能は正常とはいえないが認知症の診断基準も満たさない，3）複雑な日常生活動作に最低限の障害はあっても，基本的な日常生活機能は正常．詳細は本シリーズ「認知症の方の在宅医療」を参照して欲しい．

　アルツハイマー病は前駆症状をとらえ早期診断により有効な治療につながる可能性があり，また，早期介入による認知症の予防効果が知られており，軽度認知機能障害に注目することが重要である．

　類似の概念にAgeing-associated cognitive declineがある[1]．これは，1994年国際老年医学会によって定義された概念で，記憶以外に言語，注意，視空間機能，論理（推論）に注目している．MCIのサブタイプ分類に言語，遂行機能，

視空間機能が取り上げられている．

C. 診断

認知症の診断にはDSM-Ⅳ（Diagnostic and Statistical Manual of Mental Disoders 4th ed）が使われている．DSM-Ⅲまでは認知症の基準であったが，DSM-Ⅳは認知症疾患の基準となっている．記憶障害だけでは健忘（amnesia）として認知症とは区別されるが，認知症様症状をきたす疾患を鑑別しなければならない[2]．認知症の診断を含む包括医療における医師の役割を示す（表9-4）．

認知症の呼称については，アルツハイマー病（早発性）と老年痴呆（晩発性アルツハイマー病）は病理組織学的に区別がつかないことから発症年齢にかかわらずアルツハイマー病と呼ぶことが主流になった[3]．しかし，現在でもアルツハイマー病よりもアルツハイマー型認知症が使われている．ここでは，アルツハイマー病を用いる．

発症時期が18〜39歳を若年期認知症，40〜64歳を初老期認知症，65歳以降を老年期認知症としている．老年期認知症は発症時期を示す用語であり，晩発性アルツハイマー病を示す用語ではない[1]ことは注意を要する．

表9-4．認知症の包括医療における医師の役割[1]

1. 診断
    a. 認知症であることの診断
    b. 認知症の原因疾患の診断・鑑別
2. 評価・判断
    a. 認知症の病期・重症度の判断
    b. 中核症状の評価
    c. 周辺症状・BPSDの評価
    d. 残存機能の評価
3. 治療
    a. 薬物療法：
       ①中核症状の進行抑制
       ②BPSDに対する対症療法
    b. 非薬物療法
4. 全身・健康管理：合併症治療，栄養・呼吸・循環器・消化器の管理など
5. 指導・情報提供・調整指導
    a. 本人・家人への告知
    b. 生活指導：自動車運転の禁止，転倒・誤嚥予防など
    c. 廃用症候群の予防
    d. 環境調整
6. 社会資源の活用：介護保険，成年後見制度，地域支援・介護負担軽減に関する情報提供

Ⅱ. リハビリテーション

　認知症のリハビリテーションは，高齢者のリハビリテーションとして整理すると理解しやすい．65歳以上の5％，80歳以上の20％に認知症を合併する[4]と言われている．高齢者は認知，情動面で認知症以外にうつ病，不安，せん妄などの症状が生じやすく，また，これらの症状は認知症との鑑別診断が必要になる．

　失禁，不眠症，痛み，転倒など認知症と関わりがある症状も高齢者に特徴的な症状である．これらの管理は，専門医と連携し在宅医療を行うことになる．

a. 認知リハビリテーション

　認知リハビリテーション（cognitive rehabilitation）は，頭部外傷や脳血管障害と違って進行性の認知症では効果が疑問視されている．しかし，軽度ないし中程度の認知症は，快刺激であること，コミュニケーションをとること，役割・生きがいにつながること，正しい方法の繰り返し（表9-5, 6）により，認知機能そのものを高めることはできなくとも家族と共に前向きで笑顔で過ごせることができる．

　規則的な生活習慣が望まれるが，メモをつけるのも一つの工夫である．その場合，忘れたことを注意するのではなく，「メモを見ては」と促すこと，メモを見て行動した場合は誉めることである．

　老健入所者のみ対象となるが認知症短期集中リハビリテーションが行われており，デイケア，介護保健施設で実施されているもの忘れ防止教室，音楽療法，

表9-5. アルツハイマー病ケアの原則[5]

1. なじみの人間関係（仲間）をつくって，安心・安住させる．
2. 老人の心や言動を受容・理解し，信頼・依存関係をつくる．
3. 老人の心身の動きのペースやレベルに合わせ，よい交流を！
4. ふさわしい状況を与え，隠れた能力（手続き記憶）の発揮を！
5. 理屈による説得よりも共感的納得をはかり自覚言動を促す．
6. よい刺激を絶えず与え，情意の活性化と生きがいを得させる．
7. 孤独の放置や安易に寝たきりにしない，廃用性低下を防ぐ．
8. 老人は変化に弱いので急激な変化を避ける．また変化するものほど忘れやすいので，変化させずパターン化して教える．
9. 老人のよい点を認めよい付き合いをして，生き方の援助を！
10. 老人は過去と未来がないので，"今"の安住を常にはかり，時間の観念がないので日課を与え順序・時間づけを得させる．

9. 疾患別・状態別のリハビリテーション・プログラム例

表9-6. 介護者家族への具体的な対応例[6]

1. 「憶えているかを確認するテストのようなことをしない」
   悪い例：面会者を指して「この人誰だかわかる？」
2. 「忘れたことを指摘して非難したりしない」
   悪い例：「少し前にもいったばかりでしょ」
3. 「同じことを繰り返し話したり質問しても，毎回，きちんと聞いて，答えてあげる」
   固執していることがあるなら，何に最も不安を感じているのか把握すれば生活障害の対応のヒントになるかもしれない．

芸術療法が本シリーズ「認知症の方の在宅医療」に紹介されている．

認知症は進行性であり，心身の状態に応じてリハビリテーションを進めるためには，認知症の臨床経過を評価することが不可欠である．重症度分類には，行動評価尺度（行動観察方式）としてCDR, FASTがある．FASTは本シリーズ「認知症の方の在宅医療」の巻末に詳細な表がありそれを参照して欲しい．臨床認知症評定法（Clinical Dementia Ratinng；CDR）は，6つのカテゴリを障害度の重い順にならべ，3番目か4番目のレベルを総合的な判定とするが，3番目と4番目のレベルが異なる場合は記憶の障害度に近いレベルとする．また，別に6項目の合計点を算出し，経過を数量的に観ることもできる．日本版CDRを示す（表9-7）

b. 運動療法

認知症予防には週2回以上少し汗をかく程度の運動が効果的であり，多くの疫学調査が報告されている．脳活性化プログラムには，散歩，ストレッチ体操など楽しく体を動かすことをプログラムに加えることが推奨されている[1]．

骨折は高齢者が寝たきりになる原因の第三位である．認知症の初期から中期では記憶障害や行動障害が問題となるが，中期から後期ではこれに加え，転倒，排泄，嚥下・栄養障害が問題となる．予防としては筋力強化，屋内環境整備，向精神薬中止，体操（太極拳など）の有効性が知られている．

身体機能の低下は認知機能低下を招くため，日課の中に家庭内での役割を担う活動を取り入れる．また，骨折した場合，早期離床をリハビリテーションの目標にする．

c. 廃用予防

認知症は進行性疾患である．しかし，その進行速度は予測ができない．したがって，最大限，認知機能低下も含めた廃用予防が重要である．それには定期的な評価が不可欠である．北多摩北部二次医療圏（小平市，西東京市，東久留

表 9-7. 日本版 CDR（CDR-J）

得点	なし 0	疑わしい 0.5	軽度 1	中等度 2	重度 3
記憶	記憶障害なし，あるいは，軽度の断続的な物忘れ.	軽度の物忘れが常に存在．出来事を部分的に思い出す．"良性"健忘．	中等度の記憶障害．障害は最近の出来事について，より著しい．障害は日々の活動を妨げる．	重度の記憶障害．十分に学習したことのみ保持．新しいことは急速に記憶から消失．	重度の記憶障害．断片的なことのみ記憶に保存．
見当識	十分に見当識がある．	時間的前後関係に軽度の困難があることを除き，十分に見当識がある．	時間的前後関係に中等度の困難がある．検査の場所についての見当識は正常．他の場所についての地理的見当識障害があるかもしれない．	時間的前後関係に重度の困難がある．たいていの場合，時間的見当識は障害され，地理的見当識もしばしば障害される．	自分についての見当識のみが保たれている．
判断力と問題解決	日常の問題を解決し，仕事上および金銭上の問題を十分処理できる．過去の実績と比較して，遜色ない優れた判断力．	問題解決，類似点および相違点に軽度の障害がある．	問題解決，類似点および相違点に中等度の困難がある．たいていの場合，社会的判断力は保持されている．	問題解決，類似点および相違点に重度の障害がある．たいていの場合，社会的判断力は障害されている．	判断あるいは問題解決ができない．
地域社会の活動	仕事，買い物，ボランティア，社会集団において，通常のレベルでは自立して機能する．	左記の活動に軽度の障害がある．	左記の活動のいくつかに，まだ携わっているかもしれないが，自立して機能できない．通り一遍の検査だと正常そうにみえる．	家庭外において，自立して機能するようにはみえない．家庭外の会合に連れて行ってもらえるくらい健康そうにみえる．	家庭外において，自立して機能するようにはみえない．家庭外の会合に連れて行ってもらうには，具合が悪すぎるようにみえる．
家庭および趣味	家庭生活，趣味および知的興味の十分な保持．	家庭生活，趣味および知的興味は軽度に障害されている．	家庭における機能は軽度だが明確に障害されている．より困難な家事はやめている．より複雑な趣味や興味の喪失．	単純な家事のみの維持，非常に限られた興味が不十分に保持されている．	家庭において，重要な機能が果たせない．
身の回りの世話	自分の面倒は自分で十分見ることができる．		促すことが必要．	着衣，衛生，身の回り品の保管などに手伝いが必要．	身の回りの世話において，多くの助けが必要．頻繁に失禁がある．

（アルツハイマー病の克服をめざす日本全国規模での（長期観察）臨床研究より）

米市，清瀬市，東村山市）ではリハビリ手帳を活用している[7]．平成22年第三版となったリハビリ手帳（図9-5）のリハ情報は，コミュニケーション，高次脳機能，基本動作能力（できるADL），日常生活実施状況について，誰にで

9. 疾患別・状態別のリハビリテーション・プログラム例

も記載可能なチェック方式とした．

本シリーズ「認知症の方の在宅医療」に Dementia Balance Check シートが紹介されている．これを活用することで抑制系薬剤が家族にも調整可能になるという．定期的な評価によって，一時的なみかけの悪化に対し有効にリハビリ

平成　　年　　月　　　日の近況報告
【記入者／職種】　　　　　　　　　【施設名・連絡先】

＜コミュニケーション＞
理解：理解できる・簡単な内容なら理解できる・理解できない
表出：表出できる・簡単な内容なら表出できる・表出できない
聴力：聞き取り可能・難聴有り（補聴器使用：有・無）
＜高次脳機能＞
障害の認識：問題なし・あり（　　　　　　　　）
見当識：問題なし・あり（　　　　　　　　）
発動性：問題なし・あり（　　　　　　　　）
※具体的な問題点／その他：
＜基本動作能力＞
起き上がり：全介助・介助で可・つかまりで可・つかまらずに可；見守り（なし・あり）
座位保持：不可・背もたれあれば可・つかまりで可・端座位可；見守り（なし・あり）
立ち上がり：不可・介助で可・つかまりで可・つかまらずに可；見守り（なし・あり）
立位保持：不可・介助で可・つかまりで可・つかまらずに可；見守り（なし・あり）
移乗：全介助・介助で可・つかまりで可・つかまらずに可
歩行：不可・介助で可・見守りで可・自立
歩行補助具（　　　　）装具（　　　　）耐久性（　　　　）
階段昇降：不可・介助で可・手すりにつかまれば可・つかまらずに可
＜日常生活実施状況＞
食事：経管栄養・中心静脈栄養・経口摂取（全介助・一部介助・自立）
食形態：主食（　　　）副食（　　　）とろみ（なし・あり）
　　　　姿勢（　　　　　　　）摂取方法（　　　　　　）
口腔ケア：全介助・一部介助・（介助内容：　　　　）・自立
更衣：全介助・一部介助・（介助内容：　　　　）・自立
入浴：清拭のみ・機械浴・一般浴・シャワーのみ
　　　洗体介助・洗髪介助・移動介助・見守り・すべて自立
排泄：ベッド上（尿便器・オムツ）・ポータブルトイレ・普通トイレ
　　　（移乗・下衣の上げ下げ・座位保持・後始末）に介助必要・見守り・自立
移動：車いす乗車不可・車いす介助・車いす自操
　　　（　　　　）を用いて歩行（介助・見守り・自立）

リハビリの目標
リハビリプログラム
今後の方針・その他

図 9-5．リハビリ手帳

テーションが実施できる.

　妄想，徘徊などは問題行動と呼ばれてきたが，患者が周りの世界に適合しようともがき苦しんでいる兆候であると理解され，行動心理徴候（behabioral and psychological symptoms of dementia；BPSD）と言われる．この時期に入院した場合は，連携している病院医師側と継続的な評価に基いて回復の予測をして，積極的に早期離床を目指し，運動療法を進めることが効果的である．

Ⅲ．高度の認知症，終末期の認知症に対するケア

　中核症状が進行したアルツハイマー病は，顕著なBPSDや全身状態の悪化した重症なアルツハイマー病との混乱を避けるため，高度アルツハイマー病と呼ばれる．この時期にあっても言葉のやり取りが可能であり，介護に協力をし，助けがあれば散歩や食事もできる．このときの運動療法は健康維持のための歩行であり，歩行自立を目指した機能訓練ではない．安全な移動手段獲得のための歩行訓練と健康のために歩く訓練とを混同してはならない．この点を家族に十分理解していただくことが終末期に向けて尊厳ある死を迎えられるか否か分岐点である．安全に歩行できるかの評価のために転倒リスクのチェック表を示す（表9-8）[8]．

　終末期は，嚥下反射が低下し，嚥下性肺炎を繰り返す時期である．口から食べることはQOLからも重要課題であるが，嚥下機能と家族が食べさせたいことに乖離がしばしば起こる．欧米では食べられなくなれば死を静かに迎えることが受け入れられていると聞く．しかし，我が国では経管栄養はじめ延命処置が取られることが普通である．重症なアルツハイマー病では栄養状態の改善により歩行可能となり，経口摂取も可能となることがある．それと明らかに異な

表9-8．転倒・転落・骨折チェックシート

項目	点数
①転倒したことがある（入院前または入院後）	3点
②歩行に介助または補助具が必要である	2点
③判断力が低下している（記憶・理解・注意力低下，せん妄，不穏）	2点
④日常生活に影響する視力障害がある	1点
⑤頻尿・尿失禁がある．または排尿動作に介助が必要である	1点
⑥薬（睡眠・精神安定剤，降圧・利尿薬）を服用している	1点

得点　合計＿＿＿点（10点満点）

□よく起こす（7〜10点）
□起こしやすい（4〜6点）
□起こす可能性がある（0〜3点）

る段階にあることを家族に理解させることができるとすれば，経過を理解しているかかりつけ医を置いて他にいないであろう．

　アメリカのリハビリテーション医，ラスク先生は"Not only to add years to life, but olso to aid life to years"と言われた．救急救命医療の現場でも救命が究極の目標ではなく，どのような生活が送れるのかが問題にされている．歩かせること，食べさせることに主眼が置かれがちであるが，認知症のリハビリテーションはADLよりもQOL（生活の質）が重要である．かかりつけ医がアルツハイマー病の早期，中期，末期のリハビリテーションについて考慮すべき点を述べた．

参考文献
1) 日本認知症学会編：認知症テキストブック．中外医学社，東京，2008．
2) 平井俊策：痴呆の診かた．平山惠造編，臨床神経内科学，第4版　p42-51，南山堂，東京，2000．
3) 水谷俊雄：脳の老化とアルツハイマー病．岩波科学ライブラリー　14，岩波書店，東京，1994．
4) Gray S. Clark and Hilary Siebens：Geriatric Rehabilitation, Physical Medicine & Rehabilitation Principles and Practice 4th Ed, p1531-1560, Joel A. Delisa, Lippincott Willams & Willkins, 2005.
5) 室伏君士：痴呆老人への対応と介護．金剛出版，東京，1998．
6) 下村辰雄：認知症の記憶・言語障害へのケア．18：220-228，J. of Clinical Rehabilitation，2009．
7) 鴨下　博：北多摩北部二次医療圏における地域リハビリテーションの取り組み―リハビリ手帳について―．102：63-68，MB Med Reha，2009．
8) 日本リハビリテーション医学会診療ガイドライン委員会（編）：リハビリテーション医療における安全管理・推進のためのガイドライン．医歯薬出版，2006．

（鴨下　博）

E. 高次脳機能障害

Ⅰ. 高次脳機能障害

　高次脳機能障害とは,脳の器質的変化に伴って生じた機能障害である．運動・感覚,自律神経などの機能障害（片麻痺,起立性低血圧など）を除く脳機能障害と,それから二次的に生じる生活（能力）障害をいう[1,2]．高次脳機能障害は,社会生活に不可欠なコミュニケーション,読み書き,計算,学習能力,記憶,遂行機能,注意,情動が障害され,人格・感情・意欲の障害,問題解決能力の障害などにより社会性が障害される[3]．

　原因疾患には,認知症をはじめ神経変性疾患,脳血管障害,頭部外傷,脳炎,脳腫瘍などがある．高次脳機能の用語は,臨床神経学と心理学とで異なる分類が用いられているので注意を要する．高次脳機能障害理解の一助として記憶障害,注意障害,遂行機能障害について簡単に述べる．失語,失行,失認など用語の詳細については解説書[4,5]を参照して欲しい．

a. 記憶障害

　記憶は,記憶内容により陳述記憶と非陳述記憶に大別される．陳述記憶には,日々の生活における具体的な経験記憶であるエピソード記憶と,言語,知識といった意味記憶とがある．非陳述記憶には自転車に乗るなど経験の繰り返し,学習された技能などといった手続き記憶がある．記憶内容とは異なるが,当座の課題達成のための作業記憶,近い将来に行うための展望記憶がある．また,保持時間により,即時記憶,近時記憶,遠隔記憶が区別される．

　記憶障害は高次脳機能障害の中でも頻度が高く,社会生活の重大な障害をきたす．エピソード記憶,意味記憶は障害されても手続き記憶は保たれていることが多い．

b. 注意障害

　注意障害は,高次脳機能障害の中でも出現頻度が高い．注意機能は,意識の状態（意識の水準,意識の内容）と関連している．意識の状態は高次脳機能障害の基盤にあり,意識障害のないことが,注意障害を判断する前提となる．注意障害には,会話や思考にまとまりがなくなる全般性注意障害がある．また,注意が向かない領域の対象に気付かない選択性注意障害,複数の情報にたいし

て注意を割り振れなくなる焦点性注意障害，持続性注意障害，注意の制御性の障害などがある．

選択性注意の障害には，注意の方向性機能と転換性機能の障害が関係する．方向性注意障害には無視症候群があり，その中に半側無視がある[2]．転換性注意障害では注意をある対象から他の対象に切り替えられなくなる．

高次脳機能障害の認定基準[1]では注意障害を注意の容量の減少，注意の転導の障害，選択的注意の障害，弁別的注意の障害に分類している．①注意の容量の減少（持続性の低下）とは約束を忘れたりするなど，注意の困難さ，集中力が持続しない．②注意の転導の障害とは注意の範囲が狭い（転導性低下），一つの対象に集中できない（転導性亢進）．③選択的注意の障害（分散，共有）は，2つ以上の課題に対して注意を分割することができない．④弁別的注意の障害（移行）には時間的優先順位や組織化の障害，自動的行為系列（洗面，更衣など）の喪失がある．

c. 遂行機能障害

実行機能には，遂行機能，判断力，抽象思考がある．遂行機能は，①目標の設定，②計画の立案，③目標に向かって実際に行うこと，④効果的に行動することから成る．

遂行機能は，認知的階層構造のなかでより上位に位置づけられるシステムである．前頭前野機能と大きな関連があるが，前頭前野損傷のあらゆる領域が遂行機能障害をもたらすわけではない．後部脳に病変を有する場合にも遂行機能障害がみられることがある．認知症においても遂行機能検査の成績は低下する．これらのことは，遂行機能を定量的に測定することの困難さを示している．

II．リハビリテーション

わが国では2001年度から5年間厚生労働省事業として高次脳機能障害者支援モデル事業が実施された．その成果として系統的な医学的リハビリテーションプログラムが示された[1,2]．そして，就労支援，自立支援，介護支援プログラムなど高次脳機能障害者の包括的ケアの重要性が認識され，現在多くの自治体において様々な取り組みがなされている．

a. 医学的リハビリテーション

高次脳機能障害者は，脳血管障害リハビリテーション（以下リハ）を6ヵ月を超えて実施可能であり，平均して1年以上医学的リハを受けている．認知リ

ハには，記憶障害，注意障害，遂行機能障害，情動・行動障害に対しリハプログラムが示されている[2]．1年以上続くこともある意識障害は，適切な医療処置とリハによって改善し，それとともに高次脳機能障害も改善する．しかし，高次脳機能が医学的リハにより完全に解決することはなく，長期にわたる経過観察とリハの継続，すなわち患者の暮らしている地域におけるリハ連携システムが不可欠である．

記憶障害はリハによって回復するとのエビデンスはない．しかし，手続き記憶は比較的保たれていることがあり，趣味や，やりたいことを見つけ，興味を持たせながら規則的な生活を送ることが重要である．

注意障害は検査上改善は見られなくとも，日常生活は改善がみられる．行動評価尺度（Behavioral Assessment for Attention Disturbance；BAAD）（表9-9）はリハスタッフによってなされるが，家庭生活の観察による評価の有用性が示されている[6]．また，転倒リスクが高いこと，自立が困難なこと，学習が阻害されADLの拡大が困難な半側空間無視について，観察による評価（Catherine Bergego Scale；CBS）（表9-10）がある[7]．これらは，在宅医療の現場において経過観察に有用と思われる．

遂行機能障害，情動・行動障害を含め，高次脳機能障害のリハは，生活リズムの確立，生活スケジュールの自己管理，対人技能が目標となり[2]，在宅医療の場でも継続して行われることが必要である．

b. 地域リハビリテーション

地域リハについてWHOは「地域資源を用いて地域レベルで行うリハ活動で，障害者とその家族を含む地域全体が参加して行われる方法である」と定義している[8]．高次脳機能障害者支援システムは，地域リハに他ならない．支援コーディネーターにより就労支援，職業訓練，生活訓練，生活・介護支援，家族支援がなされている[2]．そして，自立支援に在宅医療の関与が欠かせない．むしろ，高次脳機能障害者支援は在宅医療がリハの主役といえる．

地域リハは自治体によって取り組み状況が大きく異なり，地域格差が指摘されている[9]．筆者の勤務する地域ではリハ関係者が共同で高次脳機能障害パンフレット「高次脳機能障害ってなんだろう」を作成し，高次脳機能障害について地域住民，行政，福祉施設，医療機関の啓蒙に用いている．それが一つの契機になり行政，医療機関からなる高次脳機能障害者支援ネットワーク協議会，そして患者の会が平成22年に成立した．まずは，第一歩が踏み出された．

9. 疾患別・状態別のリハビリテーション・プログラム例

表9-9. BAADの概要と評価内容 [6]

観察すべき問題行動
1. 活気がなく，ボーっとしている．
2. 訓練（動作）中，じっとしていられない，多動で落ち着きがない．
3. 訓練（動作）に集中できず，容易に他のものに注意がそれる．
4. 動作のスピードが遅い．
5. 同じことを2回以上指摘されたり，同じ誤りを2回以上することがある．
6. 動作の安全性への配慮が不足し，安全確保ができていないのに動作を開始する．

・OTの訓練場面で評価する．
・問題行動の出現頻度をスコア化する（0～3点）（0：なし～3：常に・毎回）
・合計点を算出（0～18点）

表9-10. CBSの項目と得点 [7] （Catherine Bergego Scaleの日本語訳）

1. 整髪または髭剃りのとき左側を忘れる
2. 左側のそでを通したり，上履きの左を履くときに困難さを感じる
3. 皿の左側の食べ物を食べ忘れる
4. 食事の後，口の左側を拭くのを忘れる
5. 左を向くのに困難さを感じる
6. 左半身を忘れる（例，左腕を肘掛にかけるのを忘れる．左足を車いすのフットレストに置くのを忘れる．左上肢を使うことを忘れる）
7. 左側からの音や左側にいる人に注意することが困難である
8. 左側にいる人や物（ドアや家具）にぶつかる（歩行時や車いす駆動時）
9. よく行く場所やリハ室で左に曲がるのが困難である
10. 部屋や風呂場で左側にある所有物を見つけるのが困難である

各項目を0～3点で評価
0―無視なし
1―軽度の無視（常に右の空間から先に探索し，左の空間へ移るのはゆっくりで，躊躇しながらである．ときどき左側を見落とす）
2―中等度の無視（はっきりとした，恒常的な左側の見落としや左側への衝突が認められる）
3―重度の無視（左空間を全く探索できない）

　高次脳機能障害者の自立支援は医学的リハだけでは解決されず，包括的ケアが重要である．生活支援では社会のルール，対人関係を取得し，地域活動に参加する．その中でかかりつけ医は，専門的治療以外の全身管理をする．また，家族支援には家族が家族を支えるピアサポートもあるが，かかりつけ医の果たす役割は大きい．患者の訴えを，悩みを聞くことがどれほど患者，家族の支えになることか，地域支援型の一般病院リハ科で診療しているリハ医として痛切に感じている．生活の自立を実現させるためには，在宅医療が包括ケアへ積極

的に参加することが望まれている．

Ⅲ．社会制度

　社会制度として，年金，障害者手帳，介護保険，成年後見制度がある．高次脳機能障害者が対象となる障害年金（知的障害・精神障害）の診断書作成は従来精神科医に限定されていたが，平成22年度から医師であれば作成可能となった．高次脳機能障害は，精神障害者保健福祉手帳の障害等級判定基準にある「器質精神病」の1項を適応して精神障害者保健福祉手帳の対象とされている．これは，行政的認定基準である．進行性疾患であるアルツハイマー病は含まれていない．失語症は身体障害として認定可能なので除外されている．また，自賠責保険では異なる定義が用いられている．

　精神障害者保健福祉手帳の認定基準について述べる．認定基準（**表9-11**）はDSMⅢ-R，ICIDH-2に準拠して作成されている．高次脳機能障害が一つの疾患単位ではないこと，医学的概念より福祉施策の必要性から診断基準ではなく認定基準になっている．

　高次脳機能障害は見逃されていることがあり（**表9-12**），退院後自宅療養で気付くことが多い．筆者は，退院1年後初めてリハを開始した症例を経験して

表9-11．高次脳機能障害の認定基準

1. 脳自体に器質的な変化が認められる．
2. 生活能力障害がある．①か②の障害が認められる．
   ①日常生活・社会生活の障害
   ②対人関係の障害
3. 機能障害がある．①から⑨の中の2つ以上の障害が認められる．
   ①巣症状（失語，失行，失認）
   ②記憶障害
   ③注意障害
   ④見当識障害
   ⑤計算力障害
   ⑥実行機能の障害（抽象思考・判断力の障害，遂行能力の障害など）
   ⑦人格情動障害（性格変化，感情易変・失禁など）
   ⑧意欲・意思の障害
   ⑨その他の障害（思考障害，病態否認）

参考項目　以下のような身体や精神症状を合併することがある（なくてもよい）．
　①神経症状（運動麻痺，運動失調，感覚障害）
　②精神症状（意識障害，幻覚・妄想状態，うつ状態，不安・焦燥状態，心気状態）

9. 疾患別・状態別のリハビリテーション・プログラム例

表 9-12. 高次脳機能障害の診断を困難にしている要因

- 障害自体が多くの要因で修飾されて表面化する.
- 患者自身の病識も障害されることが多い.
- 客観的評価が難しく,診断に直結する特異的検査がない.
- 軽微な障害では入院生活に支障がなく,見逃されやすい.
- 薬物(抗痙攣薬,筋弛緩薬など)の副作用に影響を受ける.
- 診断,評価に詳しい臨床医が少ない.
- 障害として社会的に広く認知されていない.

表 9-13. 高次脳機能障害の具体的な症状[2]

- 記憶障害
  物の置き場所を忘れたり,新しい出来事を覚えていられなくなること.そのために何度も同じことを繰り返し質問したりする.
- 注意障害
  ぼんやりしていて,何かをするとミスばかりする.2つのことを同時にしようとすると混乱する.
- 遂行機能障害
  自分で計画を立ててものごとを実行することができない.人に指示してもらわないと何もできない.
  いきあたりばったりの行動をする.
- 病識欠如
  自分が障害をもっていることに対する認識がうまくできない.障害がないかのように振る舞ったり,言ったりする.
- 社会的行動障害
  すぐ他人を頼る,子どもっぽくなる(依存,退行).無制限に食べたり,お金を使ったりする(欲求コントロール低下).すぐ怒ったり笑ったりする,感情を爆発させる(感情コントロール低下).相手の立場や気持ちを思いやることができず,よい人間関係が作れない(対人技能拙劣).1つのことにこだわって他のことができない(固執性).意欲の低下,抑うつ,など.

いる.高次脳機能障害の認定はともかくとして,かかりつけ医には具体的症状(**表 9-13**)や生活(能力)障害が疑われた場合,専門医療機関に紹介されることを是非にお願いしたい.

高次脳機能障害者自立支援のためのリハについて,在宅医療の果たすべき役割を中心に述べた.

参考文献
1) 若年者痴呆班・高次脳機能障害研究班:最適ケアを実現する高次脳機能障害者アセスメントブック. 監修宮永和夫,日総研出版,2004.
2) 中島八一,寺島彰編集:高次脳機能障害ハンドブック,診断・評価から自立支援まで.医学書院,2006.
3) John Whyte, Tesa Hart, Andrea Laboborde and Mitchel Rosenthal:Rehabilitation Issues in

Traumatic Brain Injury, Physical Medicine & Rehabilitation Principles and Practice 4th Ed, p1677-1714 Joel A.Delisa, Lippincott Willams & Willkins, 2005.
4) 山鳥　重：神経心理学入門．医学書院，1985.
5) 高次脳機能障害のすべて．Vol.68 Suppl.5, 神経内科，科学評論社，2008年4月．
6) 豊倉　穣：高次脳機能障害とその評価—注意障害を中心に—．リハビリテーション医学，47：359-364，2010.
7) 水野勝広：脳卒中患者の半側空間無視に対する処方．リハビリテーション医学，47：452-458, 2010.
8) 安藤徳彦：リハビリテーション序説．医学書院，2009.
9) 片桐伯真：高次脳機能障害の地域リハビリテーションアウトカム．リハビリテーション医学，47：373-377，2010.

(鴨下　博)

F. 虚血性心疾患

Ⅰ. 発症からリハビリテーションの流れ

　急性心筋梗塞や不安定狭心症の患者は，発症初期の危機を乗り越え，重篤な合併症がなければ，院内において急性期リハビリテーション（以下リハ）を一定期間行い退院する．しかし患者は，退院後の生活に関して様々な不安を抱くのが普通である．

　退院後の社会復帰や梗塞再発予防（二次予防）のためには運動指導も含めた生活指導が重要である．退院前には虚血性心疾患の病態把握として，残存虚血（冠予備能）の有無，心不全（左室機能）の有無と不整脈の程度を評価しておく必要がある．また冠危険因子の有無に関しても理解しておかねばならない．以上の医学的情報を考慮の上，患者の家庭環境，経済状態などを参考に，本人ならびに家族（キーパーソン）に復職指導や生活指導をしていく．

Ⅱ. 運動療法処方

　虚血性心疾患のリハの中で最も重要な位置を占めているのが運動療法である．わが国では，院内で行う心筋梗塞急性期のリハは知られているが，退院後の回復期や維持期のそれになると限られた施設しか実施されていないのが現状である．

　心筋梗塞のリハは，図9-6に示すごとく3つの時期に分けられている．回復期は，社会復帰に至るまでの時期で，一般的には退院後8週間から12週間とされている．具体的な運動指導に関しては，日本循環器学会から運動療法に関するガイドラインが出されている[1]．

　運動の種類は，有酸素運動が主体になる．強度のコントロールが容易であることから，回復期は歩行・速歩運動が中心となる．維持期では，スポーツ種目を取り入れるなどしてコンプライアンスの維持を図る．また，主運動の前後には，ストレッチング含めた準備運動と整理運動を実施するようにしたい．

　運動強度の設定が，安全確保の上で最も重要である．強度は心拍数で指示するのが一般的であるため，患者には自己の脈の触診法について退院前に必ず指導しておく．運動強度設定は，運動負荷試験を行って，その結果をもとに

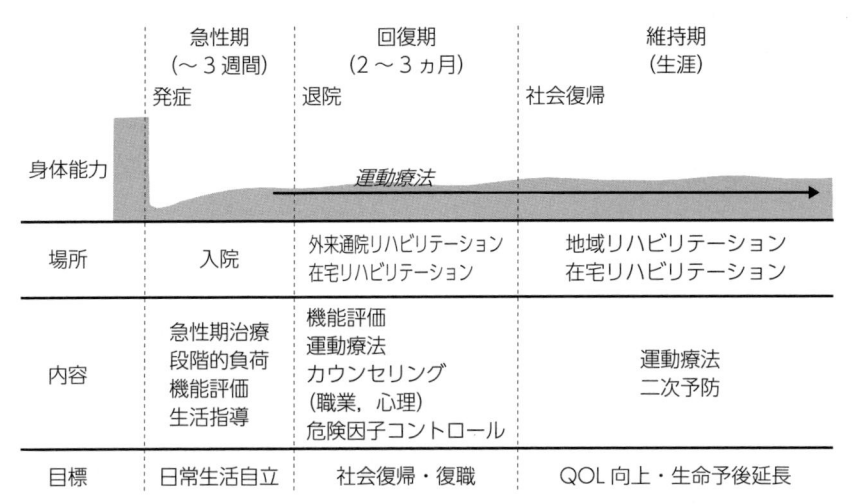

身体能力	急性期 (〜3週間) 発症	回復期 (2〜3ヵ月) 退院	維持期 (生涯) 社会復帰
		運動療法 →	
場所	入院	外来通院リハビリテーション 在宅リハビリテーション	地域リハビリテーション 在宅リハビリテーション
内容	急性期治療 段階的負荷 機能評価 生活指導	機能評価 運動療法 カウンセリング (職業, 心理) 危険因子コントロール	運動療法 二次予防
目標	日常生活自立	社会復帰・復職	QOL向上・生命予後延長

図9-6. 心筋梗塞のリハビリテーション

処方する．処方心拍数の決定法にはいくつかあり，最近ではAT（anaerobic threshold：嫌気性代謝閾値）を利用した処方が循環器領域で行われている．しかしこれは，高価な呼気ガス分析器を必要とするため実地医家には困難である．したがって，Karvonenの式を用いて，k値を0.4〜0.6として求めた値を，トレーニング心拍数として指導する．運動負荷試験において，狭心痛やST低下が生じた場合は，その時点の心拍数を最高心拍数とする．

運動時間は，主運動としての有酸素運動を最低20分行う．運動頻度は，最低週3回確保したい．また運動実施前には，運動指導者による実地指導を受けておくことが望まれる．回復期の1〜2ヵ月は，運動耐容能の改善が最も顕著に現れるので，この時期に運動負荷試験を再度行い，社会復帰の判断と復帰後の運動指導の資料とする．維持期になり，状態が安定してくれば，運動負荷試験は6ヵ月毎として処方変更を行っていく．この期間は心筋虚血の出現に注意を払う．

III. 生活指導

具体的な指導に関しては，日常生活の各労作や仕事の運動強度を客観的に把握することが大切である．それにはMETs（metabolic equivalents, メッツ）という概念を知っておくと便利である．これは，様々な身体活動の強度を比較

9. 疾患別・状態別のリハビリテーション・プログラム例

するため，酸素摂取量という運動生理学的な客観的指標を基に数値化したものである．安静座位の平均酸素摂取量である 3.5mL/kg/min を 1MET として，各労作がその何倍にあたるかを示したものである．例えば運動負荷試験を例にとると，ブルースのプロトコールのステージ 2 は，6.8 メッツに相当するため，これが安全にできれば，6.8 メッツまでの労作は原則として許可できることになる．

退院後の日常生活動作の指導をする場合，10 分程度の短時間の労作であれば退院前に行う運動負荷試験の最高レベルの強度まで可能で，30 分から 1 時間続く労作であれば負荷試験の最高レベルから 1 メッツ下げた強度で許可するのが良いとされている．そして数時間続くような職業的労作の場合，運動負荷試験の最高レベルよりも 2 メッツ下げた強度が望ましいとされる．

日常生活の労作の区分として，運動生理学的には，動的運動 (dynamic exercise) と静的運動 (static exercise) に分けられる．動的運動は，酸素消費量と心拍数，血圧がおおよそ相関している．それに比べて静的運動は，酸素消費量や心拍数はさほど上がらないが，血圧の上昇が著しいため，過大な心負荷をかけることがある．日常活動での指導においても基本的には，それぞれの労作でどちらの要素が多いのかを判断して指導することが重要である．

介護を必要とする心疾患患者は，加齢とともに単一疾患のみを保有する患者の割合は減少し，複数の疾患を保有する多疾患有病者の割合が増加する．加齢と共に疾患が重なり合い医学的にも社会的にも対応を困難にする．すなわち，多くの高齢心疾患患者は生活習慣病といわれる高血圧，糖尿病，脂質異常症などを複数持つほかに，腎臓病や脳血管疾患，慢性の膝関節疾患や脊椎症，前立腺肥大や難聴や白内障，不眠症や認知症，齲歯や白癬に至るまで複数の診療科に及ぶさまざまな疾患が重なり合う．これらの疾患が慢性的に経過して臓器障害を引き起こし，患者の OQL を低下させ生活障害を引き起こす．

以上のように管理困難な病態に加え，高齢者独居や高齢者世帯の増加，認知機能・身体機能の低下が絡み合って高齢者の在宅管理を難しくしているのが現状である．

高齢心疾患患者は再入院が多く，いったん入院すると入院が長期化するという特徴がある．高齢者にとって易感染性を背景とした感染や，認知機能障害などを背景とした服薬・運動指導・食事指導・生活指導に対するコンプライアンスの低下が心不全増悪再入院の因子である．

とくに呼吸器感染を契機に心不全が顕在化，悪化しやすいので，呼吸器感染の頻度を減らす工夫が必要である．インフルエンザワクチンの接種により高齢者の心不全増悪頻度の減少が報告されている．

また，認知機能障害という問題が隠されていることが多く，外来指導のみでは当然限界があり，患者を取り巻く環境を視野に入れた包括的なケアが必要となる．

医師，看護師，栄養士，薬剤師，理学療法士などが疾患の重症度や合併症などの評価に加え，生活活動状況や介護の問題点の評価，服薬コンプライアンスの評価，服薬指導，栄養状態，リハの必要性などを多職種が関与して評価と調整を行い，疾病の発症や増悪を予防することを目的とした医療マネジメントシステムの構築が必要とされている．多疾患有病者の一元包括的疾病管理を担う主導者は医師（主治医）であるが，欧米では，看護師が主体となって疾病管理を行うことが多い．多部門・多職種の積極的なチームアプローチが重要である．

●─────────────────────────────●

【症例】[2)]　82歳　男性（身長158cm，体重50kg，BMI19.8）

　　既往歴：慢性腎不全，脳梗塞（左麻痺），高血圧，脂質異常症，糖尿病

　　現病歴：2004年に狭心症の診断がなされ，以降数回入院歴があった．2007年2月に不安定狭心症にて入院した．入院後，待機的に冠動脈造影（CAG）が実施され，AHA（American Heart Association）分類の#1，#7，#8，#9，#12，#14にそれぞれ90％以上の狭窄を認める3枝病変と診断された．#1に対してPOBA（plain old balloon angioplasty）を実施して，近医にて外来定期通院していた．

　2007年7月夜間に胸痛が出現し近医を受診，心電図所見から急性心筋梗塞と診断され内科的治療が開始された．その後，胸痛コントロールが不良となり入院となった．高齢に加え腎不全（血中クレアチニン4.7mg/dL，血中尿素窒素63mg/dL）を認め，発症から2日間経過していたためCAGは行われずに保存的治療が開始となった．

　　検査所見：心エコー上，左室駆出率（LVEF）66％で壁運動は心尖部前壁が無収縮の状態であった．検査データはCK/CK-MB：687/56IU/Lであり，長谷川式簡易知能評価スケールは23/30点であった．今回の発症前のADLは屋外杖歩行500m程度可能であった．

　心臓リハビリテーション（以下心リハ）の経過：本症例は3枝病変にて虚血の治療に難渋したことに加え，高齢であること，心機能は保たれているが脳梗塞の既往があり歩行効率の低下による運動中の心負荷増大が予測されることから，当院で使

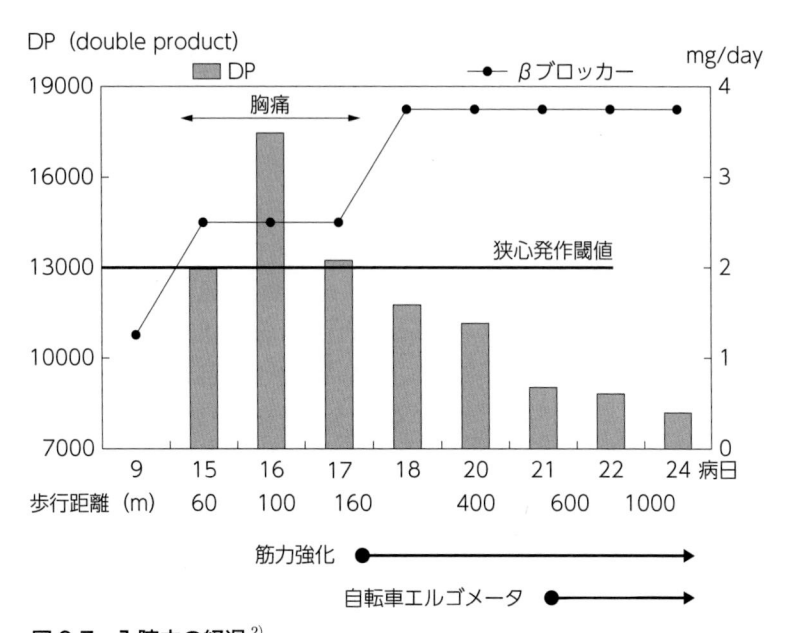

9. 疾患別・状態別のリハビリテーション・プログラム例

図 9-7. 入院中の経過[2)]
βブロッカーの増量とともに DP が低下して，胸痛発作が消失し，リハが順調に進行した

用している急性心筋梗塞後の心リハプログラム3週間コースを選択した[3)]．虚血の改善と消化管出血の治療のために心リハの開始が遅れ，第15病日から開始となった．3枝病変を有しているため，運動負荷前後に標準12誘導心電図にて虚血や不整脈評価を行い，自覚症状，バイタルサインをチェックしながら心リハを進めた．

心リハ開始から3日間，運動負荷後に心電図上 ST-T は著変なかったが，数10mの杖歩行で胸痛を認めていた．**図9-7**のように心筋酸素消費量を反映するDP（double product 二重積）もこの時期は高値を示していた．理学療法士が主治医に運動強度と胸痛について報告し，降圧薬（βブロッカー：ビソプロロール）増量後胸痛は消失し，DP は第16病日をピークに徐々に低下，本症例の狭心発作閾値は DP で 13,000 と考えられた．第18病日以降は，運動療法中の心電図変化および胸痛など虚血症状は認めなくなった．患者教育については，本症例は軽度認知症を認めるものの，運動療法に対する意欲が高く，病態・運動の必要性などの理解が良好であることから，再発予防目的に患者教育ビデオを見せ指導した．

退院時は高齢であるため家族にも併せて生活指導をした．具体的には入浴・排泄

など心負荷のかかりやすい日常生活動作への注意や，在宅での運動療法として入院中に実施した下肢筋力強化練習と歩行練習の指導を行った．第27病日で自宅退院し近医での外来定期通院となった．

参考文献

1) 野原隆司，安達仁ほか：心血管疾患におけるリハビリテーションに関するガイドライン（2007年改訂版）．日本循環器学会ホームページ．
 http://www.j-circ.or.jp/guideline/pdf/JCS2007_nohara_h.pdf
2) 小野寺恭子，山崎宗隆，牧田茂：冠動脈3枝病変を有する高齢心筋梗塞症例に対するリハビリテーションの経験．理学療法，16：14-17，2009．
3) 山崎宗隆：心臓リハビリテーションの実際．理学療法科学，21：317-322，2006．

（牧田　茂）

G. 呼吸器疾患

I. 在宅における呼吸器疾患

　肺炎は，わが国における死因順位の第4位を占め，今後も徐々に増加傾向にある．また，在宅で呼吸ケアの対象となるのは，主に慢性閉塞性肺疾患COPD chronic obstructive pulmonary diseaseと肺結核後遺症で，この2疾患で慢性呼吸不全患者の約6割を占めている．呼吸困難を呈する慢性疾患には，COPD，喘息，間質性肺炎，結核後遺症などの呼吸器疾患の他に，心疾患，神経筋疾患によるものなどがある．睡眠時無呼吸症候群SASは，循環器障害，脳血管障害，メタボリックシンドロームなど生活習慣病との関連が指摘されている[1]．

　呼吸器症状の評価として，咳・痰・呼吸困難・胸痛・喘鳴・いびきなどが重要であり，特に呼吸困難の評価は，疾患管理の上からも定量的に行う必要がある．国際的に標準使用されているMRC（Medical Research Council）息切れスケールを示す（表9-14）．運動負荷に対する主観的呼吸困難度の指標としては，修正Borgスケールがある（表9-15）．パルスオキシメータを利用した経皮酸素飽和度モニターは，在宅での日常生活動作や非監視下の運動療法の評価に有用である．

　運動療法の中止条件を表に示す（表9-16）．

表9-14. MRC息切れスケール[2]

Grade0	息切れを感じない
Grade1	強い労作で息切れを感じる
Grade2	平地を急ぎ足で移動する，または緩やかな坂を歩いて登るときに息切れを感じる
Grade3	平地歩行でも同年齢の人より歩くのが遅い，または自分のペースで平地歩行していても息継ぎのため休む
Grade4	約100ヤード（91.4m）歩行したあと息継ぎのために休む，または数分間，平地歩行したあと息継ぎのために休む
Grade5	息切れがひどくて外出できない，または衣服の着脱でも息切れがする

表 9-15. 修正 Borg スケール [2]

0	感じない	nothing at all
0.5	非常に弱い	very, very slight
1	やや弱い	very slight
2	弱い	slight (light)
3		
4	多少強い	some what severe
5	強い	severe (heavy)
6		
7	とても強い	very severe
8		
9		
10	非常に強い	very, very severe

表 9-16. 運動療法の中止基準 [1]

呼吸困難感	修正 Borg スケール 7〜9
その他の自覚症状	胸痛,動悸,めまい,ふらつき,チアノーゼ など
心拍数	年齢予測心拍数の 85％に達したとき(肺性心を伴う COPD では 65〜70％) 不変ないし減少したとき
呼吸数	毎分 30 回

II. COPD を中心とした包括的呼吸リハビリテーション

　慢性呼吸器疾患の代表である COPD の臨床経過を活動レベルとの関係から見ると,労作時呼吸困難による行動制限のため,比較的疾患早期から活動レベルは低下し始め,急性増悪を繰り返すたびに ADL は加速度的に低下してゆくのが特徴である[1].早期発見と初期治療,総合的内科治療と包括的リハビリテーション,増悪の治療と予防,地域医療連携によるターミナルケアへと,疾患の進行に合わせた適切なアプローチが必要となる.

　ADL・QOL を在宅で長期に維持するためには治療と共に包括的リハビリテーションが重要であり,禁煙教育・薬物療法・在宅酸素療法・栄養指導・理学療法・運動療法・社会活動支援などをチーム医療として提供できる体制を地域でも構築することが求められる.

増悪期を担う医療機関と，地域のかかりつけ医，訪問看護ステーション，酸素事業者などの連携も大変重要である．

Ⅲ．在宅酸素療法と在宅人工呼吸療法

在宅酸素療法 HOT home oxygen therapy は，1985年に高度慢性呼吸不全とチアノーゼ型先天性心疾患に対し保険適用され，その後，肺高血圧症，慢性心不全の一部にも適応が拡大された．HOTの効果としては生命予後の改善，肺高血圧症の改善，入院回数や期間の減少，運動耐容能の改善，精神神経機能の改善などが報告されている[2]．ただし，その適応・使用法・安全管理などにおいて多くの条件があり，導入には，患者側・医療側双方が条件を満たすことが必要である[3]．

在宅人工呼吸療法 HMV home mechanical ventilation には，気管切開下の侵襲的陽圧換気療法 IPPV intermittent positive pressure ventilation と非侵襲的陽圧換気療法 NIPPV noninvasive intermittent positive pressure ventilation の2種類があり，最近は NIPPV が過半数を超え増加している．

在宅 NIPPV の基礎疾患内訳は，結核後遺症31％，COPD31％，神経筋疾患15％，睡眠時無呼吸症候群7％，後側彎症5％などである．肺内病変の少ない拘束性換気障害（肺結核後遺症，側彎症，神経筋疾患など）や COPD 急性増悪期に対する NIPPV による換気補助は大変有効である[1,2]．適応と除外基準について表に示す[4]（**表9-17**）．患者・家族の理解並びに入院医療機関とかかりつけ医，医療機器業者との連携が必須である．

表9-17．NIPPVの適応と除外基準[4]

適応
1. 高度の呼吸困難を認める
2. 薬物療法（含酸素療法）に反応不良である
3. 吸期補助筋の著しい活動性，奇異性呼吸を認める
4. 呼吸性アシドーシスまたは高炭酸ガス血症
 （pH＜7.35 または $PaCO_2$＞45）

除外基準
1. 呼吸停止，極端に呼吸循環動態が不安定な患者
2. 患者の協力が得られない場合
3. 何らかの気道確保が必要な場合
4. 頭部・顔面に外傷または火傷がある場合

Ⅳ．呼吸不全患者の栄養障害

　COPD の栄養障害の主体は，蛋白質・エネルギー栄養欠乏であり，その原因として①エネルギー代謝亢進（呼吸筋エネルギー消費増大）②摂取カロリー低下（咀嚼嚥下による呼吸リズムの乱れや横隔膜運動の制限による呼吸困難の増強）③急性増悪期の食欲中枢抑制（血中レプチン，TNFαの増加）などが挙げられる．

　体重減少は，呼吸不全重症度とは独立した予後因子といわれ，栄養療法下に呼吸リハビリテーションを行うと，体重増加と運動耐容能の改善がみられたとの報告もある[5]．

【症例】78 歳　男性 COPD 急性増悪，るい痩

　68 歳時 COPD の診断，本人ペースでの屋内歩行・セルフケア自立で在宅するも，呼吸器感染をきっかけに急性増悪をきたし入退院反復．今回も，感染からの急性増悪にて入院．

　入院時 MRC グレード 5，安静時呼吸数 24/min，胸式呼吸，%VC83%，$FEV_{1.0}$29.5%

　血液ガス pH 7.38，PaO_2 52.3mmHg，$PaCO_2$ 60.6mmHg　閉塞性呼吸障害ならびに低酸素血症・高炭酸ガス血症認め，NIPPV 管理，抗生剤点滴並びに気管支拡張剤吸入．ベッドサイドで PT 開始，呼吸補助，排痰，呼吸法（腹式呼吸，口すぼめ呼吸）指導すると共に，SpO_2 90%目安に酸素吸入下で起居動作訓練並びに下肢筋力訓練施行．併せて OT による効率的動作指導施行，約 1 ヵ月で病棟での酸素カート押しトイレ歩行が見守りにて可となる．

　入院時から BMI17 とるい痩を認め，耐久性低下あり．食事動作時にも息切れ・疲労あり，摂取量も 4 割程度であった．嚥下造影では，喉頭挙上不良と液体での喉頭侵入を認めるも明らかな誤嚥なし．栄養科と相談し，食事は規定カロリーの 1/2 のハーフ食とし，食間に適宜エンシュアリキッドをトロミ付きで飲用．

　NIPPV 離脱するも，低酸素血症持続のため，安静時 0.5L/min，労作時 1L/min で在宅酸素療法導入し自宅退院．

　COPD による慢性呼吸不全と感染による急性増悪を反復し，入退院を繰り返す症

9. 疾患別・状態別のリハビリテーション・プログラム例

例はよく見られる．入院時は著しく ADL が制限されるが，治療下に廃用を防止しつつ呼吸法指導，動作指導を行い，入院前のレベルを維持・向上させることを目標とする．下肢筋力訓練を含む運動療法や患者教育により，正しい呼吸法や効率的な動作を習得すれば，呼吸困難感の改善や QOL の改善に繋がる．PaO_2 55mmHg 以下または PaO_2 60mmHg 以下で運動時や睡眠時に低酸素症を来すものでは在宅酸素療法導入を検討する[3]．

呼吸不全患者では，呼吸に関する消費カロリーの増大と頻呼吸による疲労や誤嚥などによる摂取量不足によって体重減少を来す例が少なくない．極力短時間で，安全に効率よく栄養摂取のできる方法を個別に検討する必要がある．

本症例のように，固形物は少量にして高カロリーの栄養飲料を併用するのも一法である．また高炭酸ガス血症を増悪させないためには，炭水化物よりも脂質から栄養摂取する方がより適切との考えから，最近では呼吸不全患者向けの高脂質濃厚流動食も市販されている．

参考文献
1) 工藤翔二　監修：チーム医療のための呼吸ケアハンドブック．医学書院，2009．
2) 日本呼吸ケアリハビリテーション学会・日本呼吸器学会・日本理学療法士協会編：呼吸リハビリテーションマニュアル—運動療法—．照林社，2003．
3) 日本呼吸器学会・日本呼吸管理学会編：酸素療法ガイドライン．メディカルビュー社，2007．
4) 日本呼吸器学会編：COPD（慢性閉塞性肺疾患）診断と治療のためのガイドライン．メディカルレビュー社，2004．
5) 日本呼吸ケアリハビリテーション学会・日本呼吸器学会・日本理学療法士協会編：呼吸リハビリテーションマニュアル—患者教育の考え方と実践—．照林社，2007．

（新藤直子）

H. 神経難病

　難病神経疾患の在宅医療・ケアはまさに拠点病院・協力病院，在宅生活支援のクリニックなどの協働活動なしには成り立たない．難病相談支援センターは各都道府県に設置され，難病医療ネットワーク形成の要になっている．

I．パーキンソン病

　パーキンソン病（PD）の治療ガイドラインではどの病期（Hoehn-Yahr Stage 分類，修正重症度分類：表9-18）でも運動療法の有用性は指摘されているが，Stage 1 では特別な運動療法はなく，日課的にウォーキングするなりの趣味としてスポーツが好ましい．

　Stage 2からの運動療法効果をみた報告は多いが EBM としての根拠は未だどれも乏しい．報告例の概略は4週間から12週間プログラムが主で運動緩慢 Bradykinesia や日常生活活動 ADL の改善には有効であるが，週2～3回は訓練継続しないと運動機能は維持されないというものが多い．運動療法プログラムの個々の技術内容まで踏み込んだ検討はされていないが，外発性随意運動制御を利用した音刺激歩行補助機器（北大式）[注]や視覚的歩行補助マーク（よく行き来する廊下などに一定の間隔でテープを貼り，それを目標に足を運んで歩く），患者に相応しいテンポに調整した音楽療法などが，バランス訓練や筋力増強訓練，関節可動域訓練とともによく用いられる．病期に応じた運動療法などの留意点を（表9-19）に示す．

　初期の在宅者には特に運動が日常習慣化していることが望ましく，スポーツ習慣をもたない対照群をおいた比較研究でも本症の平均 Stage2.7 のグループがスポーツ習慣をもつことによって14～30ヵ月の経過中 Stage もパーキンソンスコアも有意な変化はみられなかったという報告がある．

　Stage 3～4 では比較的薬物療法などに反応しやすい振戦や固縮に代わって

[注]**音刺激歩行補助機器**[文献3より]
北海道大学リハビリテーション医学教室と B.U.G. コンピューター会社との共同研究で重量200gの手帳大にイヤフォンを介して女性の声の電子音が「1，2，1，2」とリズミカルに流れる．リズムの速さ（70～90/分）とリピート数（5～60回）を選択できる．10m歩行のストライドのばらつき，歩数が少なくなり，自覚的にもよく歩行学習に有用とされる．

9. 疾患別・状態別のリハビリテーション・プログラム例

表 9-18. Modified Hoehn & Yahr の重症度分類

評価	判定基準
0 度	パーキンソン症状（−）
1 度	一側性パーキンソニズム
1.5 度	一側性パーキンソニズム＋体幹障害（頸部固縮）
2 度	両側性パーキンソニズムだが平衡障害はなし
2.5 度	両側性パーキンソニズム＋後方突進あるが立ち直れる
3 度	パーキンソニズム＋平衡障害伴うが，身体的には ADL 介助不要
3.5 度	パーキンソニズム＋平衡障害，ADL は屋内なら介助不要
4 度	高度のパーキンソニズム，歩行はかろうじて可能
4.5 度	高度のパーキンソニズム，歩行に介助要
5 度	介助なしでは車いす座位または寝たきり

表 9-19. パーキンソン病（PD）の病期に応じたリハビリテーション

病期	注意すべき評価項目	運動療法	包括的対応
Stage 1〜2	職業・社会的活動，日常的運動量，姿勢の異常，歩行速度，歩行耐久性，固縮（特に体幹）	スポーツへの助言，姿勢矯正，立体バランス訓練 歩行：後方，側方，ターン リラクゼーション	PD 教室 PD 教育 Home ex. 難病申請・身障手帳
3〜4	体重，起居動作（寝返り・起き上り etc），椅子から起立・着席，立位・歩行状態，転倒の危険性 ADL：所要時間・疲労度 可動域制限（体幹，股・膝），脊柱の変形 呼吸機能，発声機能，嚥下機能，食欲，起立性低血圧，便秘，発汗，排尿，勃起，うつ状態，幻覚妄想，睡眠障害，痴呆	起居動作訓練，歩行訓練 座位・立位バランス訓練 抗重力筋強化，ADL ex. 緩徐ストレッチ 呼吸 PT	家屋改修：段差・手摺・目印，ベッド 転倒予防，すくみ足介助法指導 補装具診：車いす，保護帽，歩行器，シニアカー 言語療法・作業療法 音楽療法 Home ex.
5	体重，食事，便秘 座位耐久性，車いすへの移乗，呼吸機能	腹筋を含む体幹ストレッチ 座位・立位訓練 胸郭中心に ROM ex. 呼吸 PT	生活・栄養指導 皮膚ケア・除圧 感染予防

無動・動作緩徐，姿勢反射障害が目立ち，日常生活遂行の妨げとなる．この時期筋の短縮に伴う股膝屈曲拘縮，体幹屈曲（Kyphosis）の予防に注意したい．転倒も 80％の例にみられ，特に方向転換時，歩行開始時，立ち上がり時に多

く認められる．在宅では転倒や急性腰痛，肺炎，脱水などが ADL 能力の急な低下につながる危険が高いため，訪問リハビリテーションを含む迅速な対応が必要となる．

　stage 4，5 の後期では不必要な臥床に伴う廃用症候群の徹底した予防がなされるべきで，また，胸郭の運動を意識した呼吸理学療法を加えるとよい．歩行非自立例に運動療法はとりわけ重要で追跡調査では死亡率を有意に引き下げている報告もある．

【症例】71 歳，男性

　10 年程前から日常生活が不活発で，顔の表情をはじめ動きが少なくなったことからうつ状態と診断されていた．都区内の某大学病院にて PD と診断され，L-Dopa など薬物治療開始，脳定位術を受け，通院が大変なため近医に変更．最寄りの病院外来のパーキンソン教室に週 1 回通い，PT，OT，ST などの評価，治療を得ながら，妻とともに「パーキンソン友の会」に参加している．

　神経筋難病疾患においてはそれぞれの「友の会」といった組織があり，在宅生活にあたって，新しい治療知識や保健福祉制度，吸引器などの医療・介護機器の入手法，介護にあたっての先輩の経験など様々な情報を得ることもできる．本例はそうした支えもあって，StageⅤで在宅を継続し，誤嚥性肺炎を何回か繰り返した後，気管切開，腸瘻設置を行った．

　StageⅤにおいては益々運動療法は重要となり，呼吸理学療法とともに車いすに乗せること，教室や友の会など外に連れ出すなどの活発な生活がポイントとなる．偶然ある音楽会の会場で座席に膝に顔をつけるほどの円背の姿勢で歌に聴き入っている夫妻を見つけて感動したものである．

Ⅱ．脊髄小脳変性症

　臨床面からみると，徐々に発症し，緩徐な進行過程をとり，小脳ないしは脊髄後索性の運動失調を主徴とする．運動失調のみのものと，それ以外の錐体路徴候，錐体外路徴候，自律神経症状，末梢神経障害などを合併する例とに分類される．わが国の平成 12 年度の有病者調査では人口 10 万対 20 人とされてい

る．遺伝性のものは27%で，孤発性は約7割弱である．後者のうち小脳症状主体で経過もゆっくりな皮質性小脳萎縮症（CCA）と，固縮・動作緩慢などの錐体外路徴候や自律神経症状を伴い，比較的進行が速く歩行の予後が不良なOPCA, SND, Shy Drager syndrome, 多系統萎縮症（MSA）などに分類される．

運動失調症の重症度評価としては国際的にはICARS（international cooperative ataxia rating scale；postural and gait disturbances；34点，limb ataxia；52点，dysarthria；8点，oculomotor disorders；6点，計100点），下肢機能・上肢機能・会話の障害をⅠ度〜Ⅴ度に分類したもの（表9-20），体幹・下肢運動機能ステージとしてstage Ⅰ〜Ⅵまでの重症度評価（表9-21）などが用いられる．症状を要素的にみたものが表9-22である．

Dysmetria（測定障害）は新小脳の後葉が主に関与し大脳皮質との連関も指

表9-20．脊髄小脳変性症（SCD）の重症度分類（厚生省調査研究班，1992より）

	下肢機能障害	上肢機能障害	会話障害
Ⅰ度（微度）	「独立歩行」 独り歩き可能 補助具や他人の介助を必要としない	発病前（健常時）と比べれば異常ではあるが，ごく軽い障害	発病前（健常時）に比べれば異常ではあるが，軽い障害
Ⅱ度（軽度）	「随時補助・介助歩行」 独り歩きはできるが，立ち上がり，方向転換，階段の昇降などの要所要所で，壁や手摺りなどの支持補助具または他人の介助を必要とする	細かい動作は下手であるが食事にスプーンなど補助具は必要としない．書字も可能であるが，明らかに下手である．	軽く障害されるが，十分に聞き取れる
Ⅲ度（中等度）	「常時補助・介助歩行—伝い歩行」 歩行できるが，ほとんど常に歩行器などの補助具，または他人の介助を必要とし，それらがないときは伝い歩きが主体をなす	手先の動作は全般に拙劣で，スプーンなどの補助具を必要とする． 書字はできるが読みにくい	障害は軽いが少し聞き取りにくい
Ⅳ度（重度）	「起立不能—車いす移動」 起立していられるが，他人に介助されてもほとんど歩行できない．移動は車いすによるか四つ這い，またはいざりで行う	手先の動作は拙劣で，他人の介助を必要とする．書字は不能である	かなり障害され聞き取りにくい
Ⅴ度（極度）	「臥床状態」 支えられても起立不能で臥床したままの状態であり，日常生活はすべて他人に依存する	手先のみならず上肢全体の動作が拙劣で，他人の介助を必要とする	高度に障害され，ほとんど聞き取れない

表 9-21. SCD の体幹・下肢運動機能ステージ（立野, 1986 より）

Stage I	交互片足跳び（スキップ）が 3m 以上可能
II	両側足その場跳び（ジャンプ）がバランスを保てて可能
III	歩行と立ち止まりが 5, 6 歩可能
IV	這い這い含め自力移動が可能（1.8m 以上/分）
V	自力座位（1 分以上）
VI	寝たきり状態

表 9-22. 運動失調症の要素的まとめ

Dysmetria（測定障害）：指−鼻−耳テストのように目標を行き過ぎたり不足したり.
Decomposition：運動の軌跡が非連続的でぎごちない.
Intention tremor（企図振戦）：小脳−視床−赤核系の障害で大脳−視床・赤核に反響回路が形成されたためではないかとされる. 目標に近づくと振戦が起こる.
Adiadochokinesis：前腕回内回外のような交互反復運動の規則性が乱れる.
Hypotonia：γ系活動の低下とされ新小脳に病変が局在するほどこれが目立つ.
Slurred, Inhluent speech：呂律のまわらない不明瞭な言語や音の調子も変化し, 途切れの目立つ発話
Oculomotor disorders：眼筋の動きの運動失調, 眼振
Posture & Gait disturbance：座位・立位での体幹の動揺, 歩行時の頭部・体幹の揺れと下肢の振り出しにおける測定障害

摘されている. 指鼻指試験のときのように運動がぎごちなく, その過程が連続的でない動きを Decomposition と呼ぶ. Adiadochokinesis は回内回外運動のような反復運動が時間的にも空間的にもスムーズでなくなり規則性が乱れた状態で小脳歯状核由来とされる. Posuture and Gait disturbance は主に前庭小脳・虫部・旧小脳が関与しているといわれる.

運動療法プログラムの効果は EBM 上は乏しいが, 固有受容性神経筋促通手技（PNF）, 下肢装具や錘負荷, 弾性緊縛帯, 低周波刺激などが試みられており, いずれも末梢固有知覚性の入力刺激を小脳に送り込むことにその生理学的説明を求めている. 在宅では ADL への対応が主となり, 特に, 安全な屋内移動の確保・維持が重要となる. 早期のベッド導入, 手摺りの取り付け, タンスやテーブルなどの家具の配置換え, トイレなどへ移動中の段差の解消などの検討が同時に行われる. 転倒への対策は重要で, 転倒をきっかけに歩行への恐怖もあって ADL 低下する例が多いので迅速な対応が必要となる.

【症例】：CCA　75歳，男性

10数年前から，言葉がもつれる，まっすぐ歩けない，千鳥足歩行などにて発症した．独居，若いころ飲酒歴（＋）．初診時，体幹・両下肢主体の運動失調症状を認め，訪問PT，外来通院リハビリテーション（PT，OT）を組み合わせて経過をみている．短時間の効果しか得られなかったが，弾性パンティストッキングを骨盤型に工夫した弾性緊縛帯，あるいはトレッドミル上での一定速度の他動的な10分間歩行などがその直後の立位・歩行の安定性にいずれも有効であった．また，車いすに砂嚢などで制動を効かせながらの押し歩行が比較的安定していたので車輪に回転型の制動機器をとりつけて抵抗を効かせた歩行器を本人用に開発した（図9-8）．2年程在宅を続けたが，入浴や炊事などが自分だけではできなくなり身体障害者施設に入所し車いす生活を行っている．

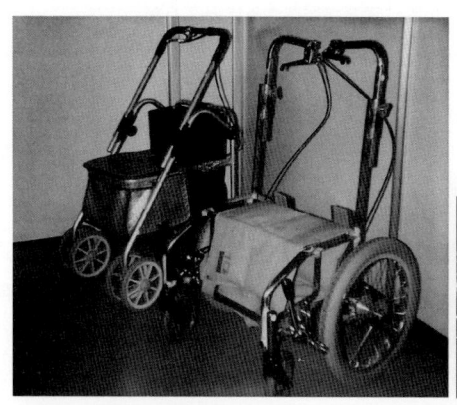

車輪に回転型制動機器をとりつけ抵抗を効かせる

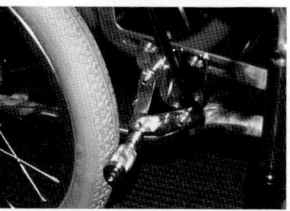

図9-8. 運動失調者用歩行車[7]

III. 運動ニューロン疾患（特に，筋萎縮性側索硬化症）

筋萎縮性側索硬化症（ALS）の有病率は10万人当たり約5人程とされ，普通数年の経過で歩行障害，摂食嚥下障害，構音障害，呼吸障害へと進行する．球麻痺型など早期から舌・咽頭筋の萎縮に伴う摂食嚥下障害や構音障害に始まるタイプは一般に病状の進行も速い．運動ニューロン疾患（MND）の分類を**表9-23**に示す．

下肢から発症し，筋力低下や筋萎縮など脊髄前角細胞由来の下位二次ニューロン障害が中心の下肢型（偽多発ニュロパチー型），上肢の筋萎縮，筋力低下に始まり，上位ニューロン障害による立位歩行時などの筋緊張亢進（痙縮）やクローヌスを主に下肢にみる上肢型，早期から舌咽神経や舌下神経などの脳神経がおかされ，摂食嚥下障害や構音障害を主徴とする球麻痺型，さらに早期からの呼吸筋麻痺型に臨床的には分類される．

a. 在宅医療の課題

患者家族の生活を確保しながら，①どこまでの医療措置を在宅で行うかの方針が明確なこと，②必要なときに迅速な医療・ケアの対応，難病拠点病院ベッドの確保，神経専門医との連携がとれること，③患者家族を含めた地域在宅生

表 9-23. 運動ニューロン疾患（MND）の分類 [9〜12]

疾患名	障害部位 *下位運動ニューロン ①②③	障害部位 上位運動ニューロン		特徴・所見
筋萎縮性側索硬化症 (ALS ; amyotrophic lateral sclerosis)		1. 上位運動ニューロンと下位運動ニューロンの両方が障害		・全身の筋力低下，筋萎縮，繊維束性攣縮 ・錐体路徴候（深部反射亢進，病的反射亢進，クローヌス，痙性）
	+ ∣ − ∣ −		Area4・皮質脊髄路	
	+ ∣ + ∣ −	+	Area4・皮質脊髄路・皮質橋路・皮質延髄	
	− ∣ + ∣ −		Area4・皮質橋路・皮質延髄路	
原発性側索硬化症 (PLS ; primary lateral sclerosis)		2. 上位運動ニューロンのみ障害		・錐体路徴候（深部反射亢進，病的反射亢進，クローヌス，痙性）
	− ∣ − ∣ −	+	Area4・皮質脊髄路・皮質橋路・皮質延髄	
脊髄性進行性筋萎縮症 (SPMA ; spinal progressive muscular atrophy)		3. 下位運動ニューロンの脊髄前角運動細胞（頸・胸・腰・仙髄）の障害		・頸部，四肢，体幹筋群の筋力低下，筋萎縮，繊維束性攣縮
	+ ∣ − ∣ −		−	
進行性球麻痺 (PBP ; progressive bulbar palsy)		4. 下位運動ニューロンの脳運動神経細胞（延髄）の障害		・下顎，顔面，口蓋，舌，咽頭筋の筋力低下，筋萎縮，繊維束性攣縮，球症状（構音障害・嚥下障害）
	− ∣ − ∣ +		−	
SPMA + PBP	+ ∣ − ∣ +		−	・全身の筋力低下，筋萎縮，繊維束性攣縮

＋：障害部位
＊下位運動ニューロンについて：①脊髄前角運動細胞（頸・胸・腰・仙髄），②三叉神経運動根（Vm）・顔面神経（Ⅶ）細胞，③舌咽（Ⅵ）・迷走（Ⅹ）・副（Ⅺ）・舌下（Ⅻ）神経細胞

活支援チーム（停電などのアクシデント時の医療器具メーカーや電力会社なども含む）が医療・ケア方針を共有することがポイントとなる．

難病医療連絡協議会は平成10年頃より国の事業として各都道府県単位で始まり現在42都道府県で動いている．そして、難病医療専門員が配置され地域コーディネーターとして難病相談事業,研修会の実施,地域在宅支援ネットワークの構築といった重要な仕事の要として活動している．在宅医は難病相談支援センターに連絡をとりこのコーディネーターと連携することが先ず望まれる．そして一人の患者に在宅医と神経専門医の二人の主治医体制の一翼として支える自覚が求められる．

b. リハビリテーション

リハビリテーションに先んじて先ず、身体障害者手帳申請，特定疾患，介護認定，自立支援法意見などの書類申請から手をつけ，ベッドや吸引器などの医療・ケア機器の導入，住宅改修などに着手する．

1. 廃用性の筋力低下，関節運動制限の予防改善

動かせないことによるだるさ，筋痛などを他動運動，体位交換により緩和させる．

2. コミュニケーションエイドの導入

将来パソコンを用いての意思伝達が予想される場合，早期からパソコンに慣れておくよう訓練することが必要である．

以前は呼び出しチャイムのボタン押しやトーキングエイドのキーボードを押して意思伝達する程度だったが，90年代以後筋電とパソコンを組み合わせて50音表を利用して文章をつくる，音声表示に変換することが可能となった．手指，足趾，頭頸部などのわずかな随意運動を利用したタッチスイッチやジェリーピンスイッチ，眼球運動の筋電スイッチ，開閉眼赤外線スイッチなどが繁用されている（図9-9）．

意思伝達や環境制御目的の「重度障害者用意思伝達装置」と組み合わせると生活の広がりを得ることができよう．

3. 摂食嚥下障害対策

流涎，喀痰排出困難には吸引装置や薬物治療がある．低圧持続吸引器にも停電対応のもの,携帯可能なものもあり使い勝手がよい．気管切開例ではカニューレ接続部の位置，挿入時カニューレの消毒液付着・キシロカインゼリーのつけ過ぎ,カフエアーの入れ過ぎ,ジャバラの水滴などが喀痰の誘因との報告もある．

入力スイッチ各種

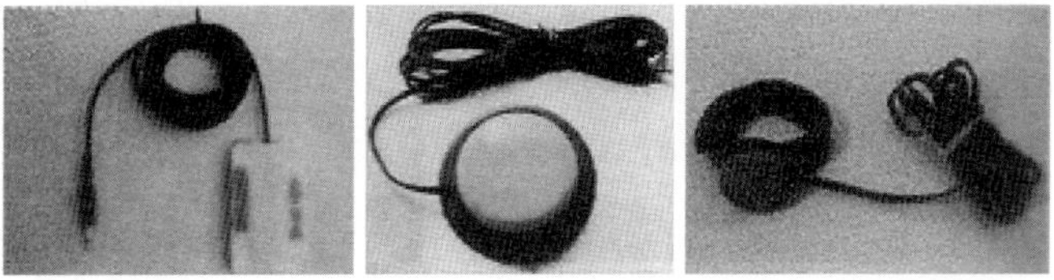

ライトクリックスイッチ　ジェリービーンスイッチ　スペックスイッチ

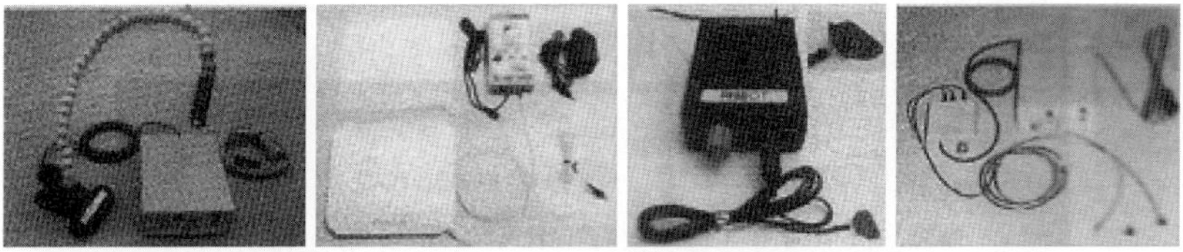

タッチスイッチ　PPSスイッチ　ピンタッチスイッチ　EOG節電スイッチ

スイッチ使用例

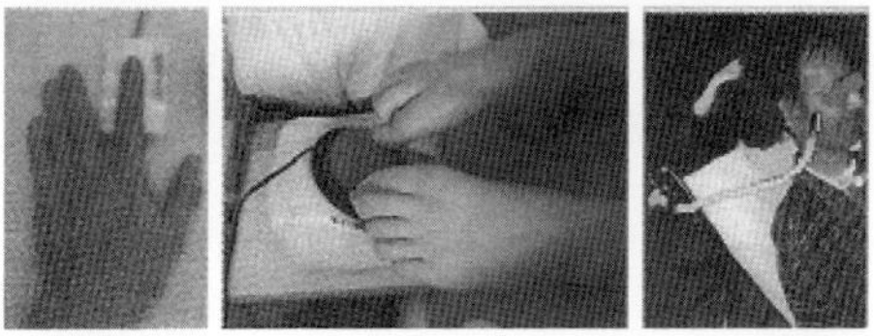

ライトクリック　ジェリービーン　タッチ：頸部回旋

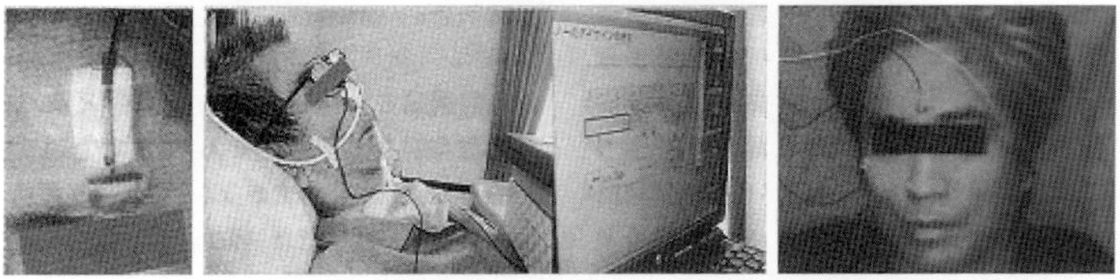

ピンタッチ(アルミ片)：眼瞼　赤外線スイッチ（眼鏡を取り付け，眼開閉でon-off）　EOG：眼球運動

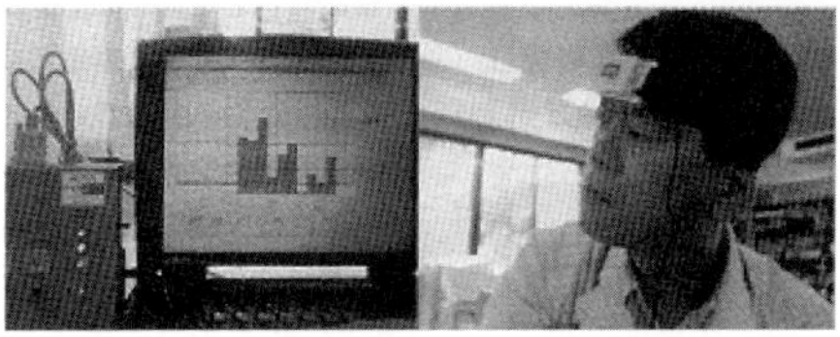

MCTOS：EEG（MCTOSを用いてβ波出力でYesサイン）

図9-9. コミュニケーションエイド・入力法各種 [9～12]

　経口的に必要な栄養を摂れなくなったら，栄養の多くは経管・胃瘻に頼らざるを得ない．PEG設置時に急性呼吸不全を起こす危険があり，レスピレータを準備する場合もある．お楽しみの経口摂取はアイスクリームやヨーグルトな

ど注意して試してよい．

4. 呼吸障害への対策

呼吸筋麻痺の進行に伴い，早くから大声が出せない，強い咳はしにくいなどの症状に気づかれることもあるが，自覚症状に乏しい．％予想努力肺活量（％FVC）が客観的評価として有用である．在宅医に簡易スパイロメーター，血液ガス分析（携帯用），カフピークフロー計（CPF）などが推奨されている．

$PaCO_2$ が 45Torr 以上，睡眠中の PaO_2 が 88% を 5 分以上下回った，% FVC が 50% 以下または最大吸気圧 $60cmH_2O$ 以下の 3 つの中 1 つある場合，鼻マスクの NIPPV（非侵襲的陽圧換気療法）の適応とされる．

痰の喀出が困難となると気管切開してレスピレーターにて陽圧換気療法への検討がされる．呼吸器をつけるか，気管切開を行うかなどは経管栄養選択と同じく自己決定が重要となる．

同時に患者家族の在宅療養への理解，在宅医・訪問看護・介護スタッフなど地域支援態勢の準備，専門医療機関・専門医との連携がこの問題の鍵となる．

参考文献
1) 日本神経学会：治療ガイドライン：パーキンソン病治療ガイドライン 2002 日本神経学会 HP.
2) Hoehn MM, Yahr MD：Parkinsonism：onset, progression and mortality, Neurology 17：427-442, 1967.
3) 中馬孝容，眞野行生：パーキンソン病に対する歩行補助機器の開発．厚生省精神・神経疾患研究委託費，「中枢性神経疾患の介護機器の開発と応用に関する研究開発」（木村哲彦主任研究者）平成 12 年度研究報告書：59-63，2001 年 3 月．
4) 山口　明：パーキンソン病のリハビリテーション．臨床リハ 11 (12)：1116-1122, 2002.
5) 厚生省特定疾患運動失調症調査研究班：総括研究報告（平成 3 年度）．1992.
6) 立野勝彦，他：運動失調症における体幹・下肢の機能ステージの標準化の試み．総合リハ 16：223-226, 1988.
7) 山口　明，他：中枢神経障害の歩行車に関する検討．厚生省精神・神経疾患研究委託費，「中枢神経障害の介護・医療機器開発に関する研究」（村上慶郎主任研究者）平成 7 年度研究報告書：31-33, 1996 年 3 月．
8) 日本神経学会：治療ガイドライン：ALS 治療ガイドライン 2002. 日本神経学会 HP.
9) 南雲浩隆：クイックリファレンス作業療法．文光堂．2008 年 6 月．
10) 日本 ALS 協会編．新 ALS ケアブック．Pp 2-5, 川島書店．2005 年．
11) Hideaki Hayashi, Edward Anthony Oppenheimer：ALS patients on TPPV Totally locked-in state, neurologic findings and ethical implications. Neurology, 61：135-137, 2003.
12) 山口　明，南雲浩隆，他：ALS 患者の在宅医療「コミュニケーション機器」．臨床リハ．18 (12)：1115-1121, 2009.

（山口　明）

I. 排尿障害

I. 排尿障害の分類

　排尿障害の原因には，泌尿器科的器質疾患，神経因性膀胱，尿量や尿回数に影響する身体疾患，心理的問題，産後や高齢，薬物やカテーテルなど医原性因子によるものなどがある（**表 9-24**）．排尿障害を整理するには，膀胱と尿道の機能障害の観点から大きく蓄尿期の障害と排出期の障害に分けて分類する方法（**表 9-25**）[1] が一般的である．臨床的には，上記の機能障害が頻尿，尿失禁，残尿感，排尿困難などとして現れる．尿失禁をその病態から分類すると**表 9-26** のようになる．頻尿や尿失禁が，必ずしも蓄尿期の障害だけでない点に注意すべきである[2]．

　これらの分類を踏まえた上で，治療法の選択から病態を実用的に分類する方法（**表 9-27**）[3] がある．蓄尿期・排出期のどちらかのみの単純な病態と両者が混合した複雑な病態とに先ず分類し，混合している病態に対しては薬物でどちらかの病態に近似させてから治療方針を検討することで，非専門医にとって

表 9-24. 排尿障害の原因

泌尿器科的器質疾患	：尿路結石，膀胱癌，前立腺肥大など
神経因性膀胱	：脳血管障害，脊髄小脳変性症，脊髄損傷など
身体疾患	：糖尿病，尿路感染症，尿崩症など
心理的問題	：不眠，心因性頻尿など
産後・高齢	：骨盤底筋弛緩など
医原性因子	：薬物（利尿薬・眠剤・向精神薬等），バルンカテーテルなど

表 9-25. 膀胱・尿道機能による分類
　　　　International Continence Society 分類（1988）[1]

	蓄尿期	排出期
膀胱機能	1）正常 normal 2）過活動性 overactive	1）正常 normal 2）低活動性 underactive 3）無収縮性 acontractile
尿道機能	1）正常 normal 2）機能不全 incompetent	1）正常 normal 2）閉塞性 obstructive

表 9-26. 尿失禁の分類

尿失禁の種類	特徴
切迫性尿失禁	強い尿意と共に排尿筋反射を生じ，我慢できずに失禁するもの 　知覚性（膀胱炎，前立腺炎，膀胱結石など） 　運動性（脳血管障害，多発性硬化症，変形性脊椎症，HAMなど）
腹圧性尿失禁	腹圧（咳，くしゃみ）により膀胱内圧が尿道圧を超えて失禁するもの 　経産婦の骨盤底筋群脆弱化など
溢流性尿失禁	膀胱に充満した尿が尿道抵抗を超えて漏出するもの 　排尿筋収縮力低下と尿道抵抗増加（脳損傷，前立腺肥大，直腸癌術後など）
反射性尿失禁	排尿筋の不随意な反射性収縮により，尿意を伴わずに失禁するもの 　仙髄より上位の障害（脊髄損傷，二分脊椎，脊髄炎など）
機能性尿失禁	下部尿路に異常がなく，知的低下や身体障害などにより通常の尿器での排尿ができないもの

表 9-27. 病態分類と治療方針[3]

	単純性排尿障害	複雑性排尿障害
特徴	蓄尿障害または排出障害のみ	蓄尿障害と排出障害が混合
治療方針	薬物療法主体に治療	先ず薬物療法で単純性に収束させる 　その上で 　併用療法（パッド・集尿器・カテーテル） 　手術療法（経尿道的前立腺切除術等） 　または，両者のバランス図りつつ薬物調整

は在宅で治療に結び付けやすい分類といえよう．

II. 排尿障害の治療

a. 薬物療法

機能障害別の治療薬については**表 9-28**に示した．

蓄尿障害に対する抗コリン薬は，排尿筋の収縮を抑制して膀胱内圧を下げ容量を拡大することで過活動性膀胱に有効である．副作用（口渇，緑内障禁忌）には注意が必要である．塩酸フラボキサート（ブラダロン®）にも膀胱平滑筋弛緩作用があり，副作用は少ない．

排出障害に対する α 受容体遮断薬は，前立腺障害に有効である．神経因性膀胱に対しては，ウラピジル（エブランチル®）のみ保険適応が認められている．

表 9-28. 排尿障害に使用する薬物

	蓄尿障害	排出障害
抗コリン薬	塩酸オキシブチニン（ポラキス） 塩酸プロピベリン（バップフォー） コハク酸ソリフェナシン（ベシケア）など	
平滑筋弛緩薬	塩酸フラボキサート（ブラダロン）	
三環系抗うつ薬	塩酸イミプラミン（トフラニール）	
α受容体遮断薬		ウラピジル（エブランチル） 塩酸タムスロシン（ハルナール） シロドシン（ユリーフ） 塩酸プラゾシン（ミニプレス） など
コリン作動薬		塩化ベタネコール（ベサコリン） 臭化ジスチグミン（ウブレチド） など

（　　）内商品名

表 9-29. 薬物による失禁 [5]

	作用機序と失禁の特徴
速効性利尿剤	ジギタリスによる膀胱内圧上昇と容量減少による切迫性尿失禁
睡眠薬	深睡眠による機能性尿失禁
鎮静剤	外括約筋筋緊張低下
フェノチアジン誘導体	注意力低下，抗コリン作用による排尿困難，αアドレナリン遮断作用によるストレス性尿失禁
自律神経作用薬	自律神経アンバランスによる各種排尿障害
L-dopa	α及びβアドレナリン作用による排尿困難，尿閉，溢流性尿失禁
その他	アンフェタミン（排尿困難），抗ヒスタミン剤（排尿困難），ジフェニルヒダントイン（ストレス性失禁）

　抗コリンエステラーゼ薬の臭化ジスチグミン（ウブレチド®）は膀胱内圧を上昇させるが，腹痛，下痢に注意する．

　抗菌薬については，症状がなければ使用しないのが原則である．無症候膿尿にも原則使用しない．尿路感染の症状を認めたら，まず排尿障害の改善を図った上で，感受性薬剤を通常量で使用する．留置していたカテーテルは抜去してから薬投与を行う．残尿が多い場合は，可能なら間欠的自己導尿を併用し，長期投与は避けることが望ましい[4]．

b. 排尿補助具の併用

バルンカテーテルは，術後や発症直後の急性期管理を除けば極力抜去したいが，在宅でも，尿汚染による褥瘡増悪の防止，心不全などで正確な尿量測定が必要な場合，肉眼的血尿で凝血塊を排出させる必要がある場合などは留置が必要となる．それ以外の排出障害に対しては，極力間歇的導尿や夜間留置で対応する．間歇導尿時は，一日尿量 1,000 ～ 1,200 mL を目安とし，過剰に水分を摂取しないようにする[4]．

コンドーム型集尿器は，皮膚の汚染がなく，トイレを気にせずに外出できる利点がある．残尿の少ない反射性尿失禁や，尿道括約筋機能不全による尿失禁が良い適応となる．

オムツは，様々な種類があり本人の移動能力，排尿感覚，排尿量，時間帯などによって使い分ける．その他，在宅ではベッド周りの排尿環境の整備も重要である．ポータブルトイレ，尿器，排泄しやすい衣服の工夫など，本人の状態に合わせて調整することが大切である．

【症例】75 歳　男性　脳梗塞　糖尿病

2 型糖尿病で内服治療中のところ，右半身脱力と言語障害出現し，脳外科入院．MRI にて左放線冠の脳梗塞の診断にて保存治療．右片麻痺と失語症を認めた．急性期留置されたバルンカテーテルは約 10 日間で抜去され，オムツと排尿誘導で管理されていたが，失語のため尿意の訴えはっきりせず，殆ど失禁の状態であった．1 ヵ月後，回復期病院に転院したが，環境変化のためか夜間譫妄となり，フルニトラゼパム（ロヒプノール®）1mg とレボメプロマジン（ヒルナミン®）少量（5mg）が投与されたところ尿閉となったため，再びバルンカテーテル挿入し 600mL が排出された．眠剤とフェノチアジン系鎮静薬による排尿困難と考え，投与量を最少限とすると共に，カテーテル挿入下に臭化ジスチグミン（ウブレチド®）5mg，ウラピジル（エブランチル®）を開始，膀胱収縮力を高め尿道内圧の低下を図った上でカテーテルを抜去したところ自尿が得られた．排尿チャート記録並びに自排尿後の残尿測定を行い，100mL 以下となるよう薬物調整した．残尿が十分減少しない間は，夜間のみバルーン留置とした．

脳血管障害患者では，急性期は排出障害を呈するが，次第に過活動膀胱となり切迫性尿失禁を呈する例が多い[6]．しかし，年齢的にも前立腺肥大を合併する可能性が

高いこと,対症的に使用された眠剤などの薬物による修飾で尿閉となることもよく見られる.頻尿だからと抗コリン薬を投与したのをきっかけに排尿困難となり,頻回の尿失禁が続いていると思ったら実は溢流性尿失禁であったというケースもある.排尿困難例ではカテーテル留置のままになりやすいが,カテーテル抜去後,初回排尿後の残尿が300mL以下であれば薬物治療で残尿を減らせる可能性があるといわれ,極力抜去を試みたい[3].

慢性期に反復する尿路感染には,膀胱結石などが隠れている場合もあり,漫然と抗生剤投与をせずに精査することも必要である.

参考文献

1) Abrams PB, Laivas JG, Stanton SL et al：The standerdization of terminology of lower urinary tract function. Scand J Urol Nephrol（Suppl）114, 5-9, 1988.
2) 椿原彰夫：排泄障害の評価とリハビリテーション, 現代リハビリテーション医学 第3版, 金原出版, 2009.
3) 高坂 哲：排尿障害の実際（診断と治療）. MB Med Reha No.94, 1-8, 2008.
4) 永松秀樹：排尿障害における保存的治療法（薬物療法・医療器具の利用）. MB Reha No.94, 11-16, 2008.
5) 石田 暉：リハビリテーションにおける排尿障害の考え方. MB Reha No.14, 1-5, 2002.
6) 水尾敏之：脳血管障害発症時,急性期および回復期の排尿障害に関する研究. 日泌会誌 vol 77 1445-1454, 1986.

（新藤直子）

10 リハビリテーションを支援する機関や制度をどう活用するか

　この章では，在宅診療医がであう典型的なケースをいくつか取り上げて，リハビリテーション（以下リハ）を進めていく上で利用できる機関や制度について説明する．

> **ケース 1**
> 伝い歩き可能で回復期リハ病棟から自宅退院し，在宅ケアプランにつないだ一例　　○さん．90歳　男性　要介護3

【Keywords：認知症，日中独居，訪問リハ，通所介護とリハサービスの併用】

診断名
　骨盤骨折（右坐骨下肢），多発性脳梗塞，脳血管性認知症（HSDR19点），両側変形性膝関節症，前立腺癌，胃癌・上行結腸癌術後，両白内障，骨粗鬆症，低アルブミン血症，膀胱結石

機能構造
　四肢体幹筋力低下，右股関節障害，左片麻痺，両膝関節障害，左半身知覚障害，平衡障害，膀胱直腸障害，膀胱内カテーテル留置，記銘力障害

活動
　床上自立，障害自立度 B-2

参加
　在宅生活困難

　13歳から画工．19歳で徴兵され，終戦後額縁職人として活躍．30年前に妻を亡くし，以後独身の長男と2人暮らし．約15年前から白内障，癌を患い，仕事も引退．この頃から屋内中心の生活に．隣家で仕事をする長男に食事の支度などを手伝ってもらいながら日中は一人で過ごす生活．伝い歩きでトイレまで歩行自立できていたが，夏バテによる食欲低下と脱水で約1ヵ月入院した後よりADLが急激に低下．頻尿で一時間に何回も尿意があるため，ポータブル

トイレを導入し，何とか排泄自立．5メートル程度の伝い歩き可能なレベルであった．通所介護を利用していたが，当日の朝になると，「行きたくない」と起きずに通所が中止となる日がしばしばあった．

そしてその約3ヵ月後，ポータブルトイレ使用時，後方に転倒し右坐骨下肢骨折．急性期治療の後，回復期リハ病棟へ転院．当初安定型骨折との診断で，早期より歩行訓練開始したものの，転位が認められ，座位耐性，移乗介助量の軽減を目標にリハ開始．尿道の狭窄による排尿困難で，バルン留置．胃癌の術後より食事量が少なくなっており，入院中も食事量は半分程度，水分も促さないと摂取されず．血圧の変動が大きく起立時にめまいをきたすこともあり．入院後，歩行器による歩行も数メートル可能となったが，血圧の変動・めまいのため，屋内でも移動手段は車いすに．バルン留置となったことで，排尿時のトイレ動作の問題は解決したが，バルンへの気配りなどは困難．基本的にベッド周囲の動作自立を目標に環境設定．

導入期（退院直後）は手厚く，訪問系サービスの積極的活用

ADLの低下により，仕事をしながら介護をする息子さんの不安が増強．通所介護とショートステイを組み合わせて，できるだけ介護負担を軽減できるような体制を検討．一方，自宅では安全に過ごせることを優先し，通所介護・ショートステイ利用時などには，できるだけ活動量を確保する，という方針で環境設定・サービス調整を行った．また栄養状態の観察，感染や脱水の予防，病状の進行への対応等を迅速に行うため，訪問診療と併せて訪問看護を導入．

リハ資源としては，退院時に訪問リハをまず導入．退院直後やADLが大きく変わった場面では，それまでの生活に戻れるかどうか，またあたらしい心身の状態でどのように日常生活に適応していけるのか不確実な要素が多く，退院前の計画通りにいくとは限らない．導入期（退院直後）には，手厚い体制をとり，そこから実態に合わせて徐々にサービスを間引いていく方法がしばしば有効である．ベッド周囲から玄関先までの移動方法の定着なども含め，引き続き訪問リハで評価しながら，1ヵ月後に通所リハへ移行した．

リハ資源の効果的活用とセラピストの確保

社会参加や機能維持，介護負担の軽減目的で通所介護を利用するのが一般的だが，場合によっては，機能維持や機能の変化に対応するプログラムの策定・見直しを目的として，これらに訪問リハや通所リハを併用するのも効果的である．「要支援」を対象とした予防リハでは複数の通所リハ併用は制度上不可，

10. リハビリテーションを支援する機関や制度をどう活用するか

　介護保険でも通所リハと訪問リハの併用については一部条件がある．通所サービスが利用できないようなADLになってしまったら訪問リハ，と考えがちであるが，逆に導入期においては，自宅環境や外出の動線確保の条件整備を進める，本人の活動意欲を引き出し，外出へ向けてのモティベーションを高める，外出可能な体力をつける，といった効果を期待して訪問リハを先行させ，活動範囲や活動量の拡大をはかる準備が整った段階で通所リハへ移行，というのも有効な方法である．その他，介護負担の軽減目的で通所介護を利用し，特定の目的で通所リハや訪問リハを併用する，といった方法も，よりきめ細かい，豊かな支援に展開する可能性がある．また，チーム内にセラピストを迎え入れるためにも，既存のリハ資源を活用する意義は大きい．訪問リハに関しては，セラピストが訪問看護ステーションから訪問する場合，病院・診療所・老健から訪問する場合があり，それぞれ医療・介護保険上の扱いが異なっている点には留意が必要である．訪問看護ステーションからは，看護師が訪問看護の一環としてリハを提供する場合もある．

実用動作と訓練機会を分けて考える

　食事や排泄に伴う日常的な動作に訓練的要素を取り入れることで，機能の維持や活動量の確保につなげることを目指すプランもあるが，実用動作と訓練機会を分けてプラン化するほうがうまくいく場合もある．介助者の条件が厳しい場合や介助者がいない場合，日常的な動作は，基本的に安全で楽にできる方法のほうが継続性を期待できる．

　一人での移乗・移動動作が不安定な場合，できるだけ食事や排泄に伴う日常的な動作はコンパクトな空間で行えるように設定する工夫も有効である．もともとの生活空間や生活パターンの修正が難しく，安全な環境設定をしてもその通りに行動が期待できない場合には，その動線での転倒や転落などの危険性を可能な限り排除するための対策をとることになる．多少の危険を伴っていても，現状でできていることに着目し，その意欲・能力が維持されるような方向で対策が取られることが望ましい．

　一方で，家族がいる時間帯，介助者がいる場面，自宅外での生活時間等に限定しての訓練的なかかわりをどのように作れるかの検討は有意義である．ただし，認知症がある場合，場面による介助方法のバリエーションが多いと混乱する可能性もあるため留意が必要である．

回復の可能性とリスクは隣り合わせ

　認知症がある場合，最初から「動けるようになると危ないから」との理由で，リハに取り組むチャンスそのものを，働きかける側が一方的に諦めてしまうことも少なくない．本来，認知症の有無にかかわらず，誰にでもリハチャンスは保障されるべきものである．しかしながら，その生活をどのように支えられるか，という条件を無視することはできない．

　どのように回復する可能性があり，その場合のリスクはどのようなものか．実際には，その双方について本人に，本人が難しい場合にはしかるべき相手に説明し，その許容範囲で条件作りをしていくことになる．本人による選択が難しい場合，それを代行する立場にある人がいない場合，最終的には複数の関係者が協議し，合意できるところで対応していくしかないのが現状である．こうした場合，個人的な価値観が優先しないためにも単独での判断を行わない，支援する側の合理性を最優先にしない，といった配慮が必要になる．

本人の行動パターンに着目する

　自らの身体機能の低下や運動の制限などについての注意力，危険回避のための行動の最適化をはかる判断力に制約をきたしている場合，注意を守ること，また手順を踏むこと，など，本人による行動制限に期待するプランは，あまり効果的でない．むしろ，どのような目的で，どのような時に，どのように動くのか，を十分予測して，その行動がより安全に行えるよう工夫することが重要である．自宅での行動パターンなどが不明の場合，訪問介護や訪問看護，訪問リハと協力して，生活の時間的，空間的実態をつかみながら，それに応じた対策を立てることが有効な場合がある．

10. リハビリテーションを支援する機関や制度をどう活用するか

> **コラム1　外来リハ（医療保険）と通所リハ・通所介護（介護保険）**
>
> 　外来リハは医療保険に基づいて提供されており，リハを必要とする病名や発症日，それに伴うリハ算定日数等，診療報酬上の制約がある．一方通所リハは，発症日・診断名などの詳細は問われないが，介護保険による介護給付・介護予防給付として提供されるため，要介護認定を受け，介護度が認定されていることが，サービス利用の前提となる．
>
> 　また利用にあたっては，ケアマネジャーとの契約を交わし，ケアプランの中で通所リハサービスをプランとして策定してもらうことが必要になる．介護給付のケアプラン策定が可能な事業所であっても，予防給付のケアプラン策定は行っていない事業所もあるので，留意が必要である．
>
> 　外来リハと通所リハは，医療保険から介護保険への移行をスムーズに行うため，移行期間の1ヵ月のみ併用が可能だが，それ以外の時期は併用が認められていない．また通所リハを先に利用すると，医療リハをその後に実施することができない，という制度的制約もある．
>
> 　このようにリハサービスの併用にはさまざまな制約があるため，外来リハと通所介護，通所リハと通所介護，といった組み合わせで，必要な支援を行う事例も多い．

> **コラム2　老人保健施設**
>
> 　1987年老人保健法改正により，病院と施設の「中間施設」という位置づけで設けられた施設である．しかし，長期療養施設の絶対的不足から，「在宅生活困難」なケースの療養先という準特養的施設として活用されている実態がある．入所待機期間が3ヵ月程度であること，有料老人ホームや療養病院よりも利用料が安いこと，比較的近隣にあること，などから，在宅生活が困難になった際に，老人保健施設の利用を最初に選択される事例は多い．
>
> 　しかし長期入所が，施設運営の改善指導の対象となることや，新たな受け入れをするためには退所を促さなければならない，などの施設側の事情から，入所期間を3〜6ヵ月程度，として受け入れる施設が一般的である．通所・入所・訪問などトータルに展開しているところもあり，通所の中では個別機能訓練に対する期待も大きい．
>
> 　施設への報酬が包括払いで，他院を受診するとその費用が施設側の持ち出しになる．これらの理由から，急変や病状悪化を予測させる病名，定期的に受診の必要な病態，多剤・薬価の高い薬の使用，経管栄養あるいは一般的な食品以外による栄養確保，点滴や特別な機器・設備を必要とする医療処置などを伴う場合には，受け入れが難しいことが多い．また大声や徘徊，頻回な転倒リスク，生活保護受給中，身寄りがない，などのケースについても，介護体制や他施設への転所が難渋するため，受け入れが難しいことが多い．

〈井上弘子〉

> **ケース2**
>
> 両片麻痺,間歇リハ入院により歩行を再獲得した一例
> Tさん.78歳男性.

【Keywords：老老介護,突発的な事態への迅速なリハ対応,共同作業所】

　元ある出版社編集部勤務.ひとつ違いの妻と二人暮らし.3月のまだ寒い夜半,浴室の異常な気配に気づいて覗いた妻が,空の浴槽に半昏睡のまま裸で居るTさんを発見,某病院に救急入院させることとなる.

　診断は脳梗塞,急性期てんかん,糖尿病.脳梗塞は両側放線冠の多発性病巣であった.さいわい麻痺は軽く約1ヵ月で自宅退院.病院主治医と医療連携室からの連絡でクリニックの訪問が開始される.

　両側片麻痺,MMSE：22点と軽度のdementia,立位・歩行バランス低下,同様の症状のdementiaに可逆的な正常脳圧水頭症がみられることもあるので急性期病院に確認の上経過観察.訪問PTの処方を行う.介護する妻も高齢なうえ,気管支喘息,骨粗鬆症,腰痛を合併しており容易に外出できないことから頻回の関わりの必要性を考え,週3回の訪問マッサージも指示した(療養費同意書発行).

　PTはTさんの起立・歩行の安定性獲得と体幹・両下肢中心の筋力増強を,訪問マッサージは肩周囲炎の施療,マッサージの傍ら,起立・歩行の復習介助にあたっている.ついでに妻の腰痛施療も行っている.Tさん本人は順調に訓練が進み,トイレまでの屋内歩行ができるようになった.

　そこまでが当面の訪問リハのgoalと考えてPT終了したが,夏季にはいって食欲低下,脱水症も重なって,日常の活動量が少なくなり,ベッドから起き上がれなくなってしまった.持病持ちの老妻の介護も難しい.多職種の訪問も考えたが,ここは短期間入院し,全身状態も改善させ,集中訓練して仕切り直ししたほうが効果的と判断した.

　しかし,回復期リハ病棟の入院適応基準は厳しく,脳血管障害や大腿骨骨折などの発症から2ヵ月以内で,入院できる期間も定められている(**コラム3**).

　困った挙句,とある病院のリハ医に相談,一般病棟に短期集中訓練目的で入院させてもらった.結果的に再度屋内歩行が自立し,自宅退院となった.

　その後も歩行レベルを維持しているが,そのひとつに近隣の共同作業所に通

うようになったことも良い影響を与えている．週1回から始め，今では一日おきに通い，金槌を使った皮細工やろくろを回しての陶器創りに熱心である．このような共同作業所の多くは小規模作業所が中心で，自分たちの働く場が欲しい，外に出て仲間たちと物づくりをしたいという切実な要求からスタートし，障害者と家族の地道な運動の成果として設立されている．脳血管障害などの中途障害者の作業所も少数ながら全国で活動している（**コラム5**）．

コラム3　入院リハビリテーション施設

回復期リハビリテーション病棟：表のような疾患状態の方が利用できる．

適応となる疾患	発症から回復期入院までの期間	在院可能な日数
脳血管疾患，脊髄損傷，頭部外傷，くも膜下出血シャント後，脳腫瘍，脳炎，急性脳症，脊髄炎，多発神経炎，多発性硬化症，腕神経叢損傷等の発症または手術後，義肢装着訓練を要する状態	2ヵ月以内	150日
高次脳機能障害を伴う重症脳血管障害，重度頸髄損傷，頭部外傷を含む多部位外傷	2ヵ月以内	180日
大腿骨，骨盤，脊椎，股関節，膝関節の骨折または二肢以上の多発骨折の発症後または術後	2ヵ月以内	90日
外科手術または肺炎等の治療時の安静により廃用症候群を呈した場合	2ヵ月以内（術後または発症後）	90日
大腿骨，骨盤，脊椎，股関節，膝関節の神経，筋または靱帯の損傷後	1ヵ月以内	60日
股関節または膝関節の置換術後の状態	1ヵ月以内	90日

障害者等一般病棟：重度肢体不自由，脊髄損傷などで重度障害，重度の意識障害の持続，難病などの場合にこの病棟が利用できる．
医療療養型病棟：病状などが重く，在宅や施設ではケアが困難なケースが利用できるが，経管栄養例や酸素投与が必要な例などが優先される．
介護療養型病棟：医療療養型病棟に準じて，病状により在宅や施設ではケアが困難とされる場合に利用できる．

コラム4　訪問リハビリテーション

　PT・OT・STが自宅に訪問する訪問リハを行う制度には，次がある．
・訪問リハ（介護保険）．指定訪問リハ事業所である病院，診療所，老健施設から，PT・OT・STが訪問する．医師の指示に基づき，医師の診療した日から1ヵ月以内に実施するとされている．別の医療機関からの情報提供を受けて実施することも可能．継続する場合は医師の診療が必要．20分以上を1回とし，305単位/回で週6回を限度に算定．必要があれば訪問介護と同じ日時に実施できる．
・PT・OT・STによる訪問看護（介護保険）．指定訪問看護事業所（訪問看護ステーション，指定を受けた病院，診療所）から，PT・OT・STが訪問する．
　以上はいずれも，医療保険で行うリハ（外来リハ・訪問リハ指導管理）と，移行期の1ヵ月に限り併用できる．
・在宅訪問リハ指導管理（医療保険）．20分以上を1単位300点とし，週6単位が限度とされる．ただし，退院から3ヵ月以内に継続して，入院していた病院・診療の医師の指示で行う場合は週12単位まで算定できる．

　　　　　　　　　　　　　　　　　　　　　　　　　　　　　　　　　（藤井博之）

コラム5　作業所

　作業所，特に中途障害者の共同作業所はデイケアなどと一味違い，障害を持ちながらも仕事を通して社会に参加し，地域に貢献していこうとする地域障害者と家族の運動で育まれて来たもので障害者の地域の砦としての役割は大きい．
　今世紀初頭毎年全国で300以上増加し続け約6000ヵ所に到ったが，2006年の「障害者自立支援法」施行で自治体補助金制度の廃止に伴って閉鎖などに追い込まれたり，「支援法」認定施設に移行したりで，現在1800余りの作業所が全国で活動を続けている．そのうち身体障害は半数程度とされている．
　大抵の場合，ドアツウドアの送迎車付きで，身体障害者手帳取得が条件となる．利用者は脳卒中片麻痺や脳性麻痺，難病神経筋疾患，慢性関節リウマチなどの骨関節疾患などが主体である．作業所の規模は10人から30人程度でこじんまりとしておりアットホームな所が多い．障害者から利用負担をとることや10名以下の小規模作業所が見捨てられたり，小規模作業所と地域活動支援センターとを差別化した補助とするなどの問題点の多い「支援法」が撤廃され，国際的な障害者権利条約に基づいた「障害者総合福祉法」が検討課題にあがっている．作業所などの多くの施設は「きょうされん（全国共同作業所連合会）」がまとめてきており，障害者の街づくりの要となっている．地域リハに取り組むに当たって是非身近な作業所と連携をとって頂きたい．
　下記に連絡をとれば近隣の作業所などを紹介してくれるだろう．
「きょうされん」連絡先：Tel：03-5385-2223　　　Fax：03-5385-2299
　　　　　　　〒164-0011 東京都中野区中央5-41-18-5F

　　　　　　　　　　　　　　　　　　　　　　　　　　　　　　　　　（山口　明）

10. リハビリテーションを支援する機関や制度をどう活用するか

> **ケース3**
> 寝たきり状態から訪問リハ・間欠リハ入院で，通所介護につないだ一例　Hさん．80代の男性の往診記録から

【Keywords：重度頸損，廃用症候群，広範囲脊柱管狭窄症，寝たきり状態からの脱出】

在宅医療開始まで

　以前から高血圧があったが，息子夫婦と3人で元気に暮らしていた．長年，町工場を営んできて，近所に知り合いが多く，歩いて20分ほどの公民館に囲碁を打ちに一人でよく出かけていた．

　10年ほど前から，両手のしびれ，動作困難，歩行困難が出現しただ．1年後には少しの段差，畳の縁や絨毯にもひっかかり，屋内もつかまって歩くようになった．外出は車椅子で介助が必要で，かかりつけ医に行く時だけ，お嫁さんが介助していた．

　そして，7年前のある日，新聞をとりに行こうとして玄関先で転び，右の大腿骨頸部骨折を受傷した．救急車で整形外科に運ばれ，数日後に間欠的整復固定術を実施された．1ヵ月後には回復期リハ病棟に移り，受傷して8週間後に自宅退院となった．それまで以上に歩行が困難となり，ケアマネジャーと相談して，介護用ベッドとポータブルトイレが導入された．トイレへの移乗はなんとか一人で行っていた．

　ところが，退院後半年ころ，ベッドサイドで転んでしまい，起き上がれなくなった．前回と同じ整形外科に搬送され，中心性頸髄損傷および頸部腰部の広範囲脊柱管狭窄症と診断された．「手術はできない」と言われ，リハは実施されたものの，歩行練習はほとんどできず，3ヵ月後老人保健施設に退院となった．入所1ヵ月目に発熱し，大学病院に救急搬送され尿路感染症と診断された．感染は順調に改善したが，寝返りはできるものの，起き上がりに介助が必要となった．

　本人が「家に帰りたい」と強く希望され，息子夫婦はケアマネジャーと相談した結果，在宅介護を決心された．

　自宅退院後，一日中ベッド上で過ごすことが多く，手があるときは家族かヘルパーが介助して，ポータブルトイレで排泄していたが，おむつも必要となり，

訪問介護が入った．

当初は，かかりつけの病院で家族が薬のみ受け取っていたが，3ヵ月たったところでケアマネジャーの進めで訪問診療が依頼された．

初回往診で，在宅リハの計画を立てる

いわゆる寝たきりの状態だが，会話・食事摂取は可能で，記銘力障害はあるが，会話の内容に大きな混乱はなかった．右股関節周囲は，他動的に動かすと痛がるが，「だんだんよくなっている」とのことだった．仕事や囲碁の話では，話が弾んだ．

診断名
1) 中心性頸髄損傷　2) 右大腿骨転子部骨折　3) 広範囲脊柱管狭窄症
4) 多発性脳梗塞　5) 高血圧　6) 前立腺肥大

機能構造
四肢麻痺，四肢体幹筋力・筋持久力低下，右股関節障害（右偽関節，右股周囲と腰背部に疼痛），平衡障害，排尿障害

活動
ADLは寝たきり度C-1（手すりをつかめば自力で可能，座位保持に支持物を要する）

参加
ほぼ終日臥床，食事がベッド端に腰掛けて自力摂取．離床は介助者のいる時の排泄のみ

在宅診療では，①バイタルサインとADLの経過観察，②胸部と背部・殿部・下肢の皮膚等を中心とする診察，③薬剤処方に加えて，④リハに取り組むこととした．

リハの目標は，短期的には離床機会を増やし，介護負担を軽減すること，長期的には，外出機会を作り，できれば囲碁を再開することとした．

リハの計画をケアマネジャーと話し合い，訪問看護，訪問リハが開始された．

その後の経過

訪問リハを担当した理学療法士は，軽介助で腰掛座位がとれ，大腿近位部に重心を置くこともできるので，立位訓練が可能かもしれないと評価し，頸椎の状態について確認を医師に求めた．整形外科を受診し介助でなら立位練習も可能とされた．訪問看護では，全身状態の評価，皮膚等の観察，座位・車いす移乗が行われた．

10. リハビリテーションを支援する機関や制度をどう活用するか

　1ヵ月後にサービス担当者会議が開かれ，訪問リハ時に両手支持と介助での立位練習が可能になっており，ポータブルトイレや車いすへの移乗は訪問看護・訪問介護時にも実施していくこととなった．

　4ヵ月目には，訪問リハ，訪問看護時に車いすでの外出が可能になり，訪問リハを通所リハへ移行する計画が話し合われた．

　5ヵ月目に発熱があり，臨時往診で肉眼的膿尿を認め，尿路感染と脱水の診断で，点滴と抗生物質の処方が行われた．5日目に解熱し，徐々に食欲は回復したが，寝返りや起き上がり，座位保持が再び要介助となった．

　ケアマネジャーを通じて，地域包括支援センターに相談し，リハ目的で入院することができないか検討することになった．初回骨折時に利用した回復期リハ病棟のある病院に相談したところ，「尿路感染症による廃用症候群として，短期間なら入院リハのベッドを用意できる」となった．入院中，日中は車いす上で起きて過ごせるようになり，毎日の機能訓練で立位や歩行器歩行に取り組み，3週間後の退院日前には囲碁で一勝負できるようになっていた．また「広範囲脊柱管狭窄症」について難病の申請をすることとなった．

　退院後は，訪問リハ，訪問看護と訪問介護を再開し，3ヵ月後にはリハを通所リハに移行した．数カ月に一回，1週間ほど老健施設の短期入所を利用するほか，年に1〜2回，体調を崩した時などに，間欠リハ目的で入院している．

　最近では，週2回は通所リハで外出し，そこで新しい囲碁仲間ができている．そのせいか「頭の回転がもどってきた」と家族に言われるHさんである．

コラム6　介護保険での訪問リハに関する加算

・短期集中リハ実施加算：原因疾患の治療で入院・入所した病院・施設の退院・退院日，あるいは要介護認定日から1ヵ月以内は40分以上を2日/週以上実施した場合340単位，1ヵ月を超えて3ヵ月以内は20分以上を2日/週以上実施した場合200単位加算．介護予防訪問リハ（支援1または支援2）では「3ヵ月以内で200単位」のみ．
・中山間地域等に居住するものへのサービス提供加算：中山間地域（厚生労働大臣が定める）に居住している利用者場合は5%加算．
サービス提供体制強化加算：担当するPT・OT・STの中に勤続年数3年以上の者が1名以上いる場合，6単位/回加算．

コラム7　介護支援事業所（ケアマネジャー）

　介護保険では，ケアマネジャーがアセスメントを行い，通常は給付限度額の範囲内でケアプランをたて，それによって各事業所がサービスを提供する．またサービスの実施状況はケアマネジャーに報告され，必要ならプラン変更などが行われる．

　本来の意味では，通所リハ・訪問リハのみならず，ケアマネジメントの目標，介護や看護，福祉機器の提供などに広くリハの考え方や技術が活用されるべきである．しかし，現状では多くのケアマネジャーが，介護保険でのリハを通所リハ・訪問リハに限定して理解する傾向がある．その結果，利用者の潜在能力を引き出せないプランになっていることもある．

　ケアマネジャーの出身職種は介護福祉士，看護師が多く，社会福祉士，保健師などが続く．PT・OT・STもいるが少数であることも，これに関係しているかもしれない．

　在宅診療医がリハの考え方や技術に関心をもち，患者＝利用者本人や家族と話しあって，積極的にケアマネジャーと打ち合わせる必要がある．

コラム8　地域包括支援センター

　介護保険法によれば，「地域住民の心身の健康の保持及び生活の安定のために必要な援助を行うことにより，地域住民の保健医療の向上及び福祉の増進を包括的に支援することを目的として，包括的支援事業等を地域において一体的に実施する役割を担う中核的機関」（介護保険法第115条の39第1項）である．

　地域包括とは，高齢者が住み慣れた地域で生活をおくれるように，「自助努力」，介護保険を中心とした保健・医療・福祉専門職の連携，ボランティアなどインフォーマルな活動など，地域にある資源のネットワークでケアすることを意味する．

　事業内容は，1）包括的支援事業として，介護予防ケアマネジメント，総合相談・支援，権利擁護，包括的・継続的ケアマネジメント支援，2）指定介護予防支援，3）その他介護予防事業（特定高齢者の把握，介護予防に関する普及啓発，ボランティア等人材育成，地域活動を行う組織の育成支援，介護予防事業評価など）と，極めて盛りだくさんである．

　センターの人員は原則として保健師，社会福祉士，主任介護支援専門員を置くこととされている．

　在宅診療医が地域包括支援センターと協力するのは，複雑で困難をかかえた患者＝利用者がケアマネジメントの支援を受ける場合や，介護予防事業を利用する場合などがある．

　地域包括ケアはリハの考え方と共通点が多く，その事業を実施する上でリハの技術が必要になってくるはずであるが，現状の地域包括支援センターは必ずしもそうした条件に恵まれているとはいえない．その場合，別の項で述べた地域リハビリテーション広域支援センターや総合リハビリテーションセンターを活用する方法がある．

（藤井博之）

10. リハビリテーションを支援する機関や制度をどう活用するか

> **ケース4**
>
> 在宅リハで補助器具支援・住宅改修を実施した一例
> Mさん．30代女性の往診記録から

【Keywords：難病，重度障害者の社会参加，電動車いす，住宅改修】

在宅医療開始まで

　夫と二人暮らしで，公務員として働いていた．

　喘息の既往があったが，3年前に比較的急激に四肢・体幹の筋肉痛と麻痺を発症し，近くの病院で診断がつかず，大学病院に紹介・入院となった．神経内科，アレルギー膠原病科が協力して診察し，Churg-Strauss症候群（アレルギー性肉芽腫性血管炎）と診断された．ステロイドのパルス療法が行われ，プレドニゾロン内服療法とリハを実施，多発性神経炎による四肢麻痺を残し，起居移動動作困難のため，1ヵ月後に回復期リハ病棟に転院．3ヵ月後に自宅退院となった．

　退院時，寝返りと座位保持は可能だが，立位・移乗は支持物の把持と介助が，排泄時には下衣の操作に介助が必要であった．食事はスプーンかフォークを使用して自立していた．退院時は車いす上で連続3時間ほど過ごすことが可能だったが，自宅では臥床時間が増え，2週間後には座位1時間ほどで疲労を訴えるようになった．

　リハ継続の希望があって，実家にいた父親が手伝いに来て，回復期リハ病棟から退院した病院に通って外来リハを継続していた．移動手段として，車いすで乗車できる介護タクシーを利用した．

　原疾患については大学病院に通院していたが，4ヵ月後にはプレドニゾロン5mg/日まで減量に成功し，病状が落ち着いている時は，3ヵ月に1回の通院とし，その間のかかりつけ医として訪問診療が依頼された．発症から9ヵ月経過していた．

「社会復帰したい」希望を受けてリハ計画をたてる

　初回往診時には，本人のほか，夫が仕事を休んで同席し，介護している父親もそばで立ち会っていた．本人は車いすに座って，できれば職場に復帰することを目標にしたいと話した．最近までさきのことは考えられなかったが，入院中から少しずつSWと話し合い，最近では外来リハの担当OTと話して，職

業リハについて知りたいと思うとのことだった．

その頃，喘息発作もなく，筋肉痛も軽快して，新たな苦痛はなかった．バイタルサインは安定しており，胸部の聴診で wheeze は認めなかった．四肢の麻痺に加え，廃用性と思われる体幹の筋力低下，上下肢の関節拘縮を認めた．また殿部の皮膚に発赤を認めた．

社会復帰への意欲が甦っており，そこを支援することも大事だが，一方では機能や体力の低下，身辺活動の制限も認められ，介護の人手や環境を確保する課題も多いと判断された．

また，介護保険の対象ではないため，ケアマネジャーが存在せず，援助の全体像をまとめていく役割を誰がどう担うのかが問題と思われた．

在宅診療では，①バイタルサインと ADL の経過観察，②胸部と背部殿部の皮膚等を中心とする診察，③大学病院アレルギー膠原病科との診療情報交換，④リハ病院との診療情報交換，を行うこととした．

診断名

1) Churg-Strauss 症候群　　2) 気管支喘息

機能構造

四肢麻痺，体幹筋筋持久力低下，上下肢関節拘縮

活動

寝たきり度 B-2：寝返り・起き上がり可能．座位保持支持物なしで 20 分可能．車いすで 1 時間可能．食事はスプーンで可能．箸使用困難．車いす移動屋内は可能，屋外は介助．移乗・更衣・入浴介助．排泄は，移乗と下衣上下介助．

参加

現状は在宅生活．日中は離床と臥床が半々．外出機会は通院のみ．公務員としての職場復帰を希望している．

その後の経過

さっそく紹介元のリハ病院の SW と連絡を取り，外来リハ担当の PT，OT と合同カンファレンスを行った．自宅での臥位時間が長く体力が低下する傾向があるが，訓練回数は現状（60 分×2 回／週）以上に増やすのは困難で，自宅で座位・立位の機会を増やすこと，排泄・入浴・外出のためには種々の環境調整が必要だが，本人や家族がまだその決心がつかないこと，身体障害者手帳の申請を行ったこと，手帳が届き次第，市の障害福祉センターの通所訓練を見学する予定であること，特定疾患（難病）の認定申請は大学病院でされているこ

10. リハビリテーションを支援する機関や制度をどう活用するか

となどの状況が共有できた．

自宅での活動機会を増やすために訪問リハが必要と思われたが，在宅訪問リハ指導よりも外来リハの継続を希望された．入院前に病院のOTとSWが訪問し，家屋評価を行っていた．

訪問診療時に，一日のうち起きて過ごしている時間，立位・移乗をする回数，外出の回数や時間を聴き，起き上がり，座位・立位・移乗の動作を確認し，なるべく客観的に筋力・筋持久力の状態を評価し説明するようにした．

往診開始後，3ヵ月目に身体障害者手帳が届き，障害福祉センターの社会リハ相談窓口に相談にいくことになったので，在宅診療医からも情報提供書を作成した．その結果，訓練しながら就労の可能性を探る目的で，1年間の通所訓練が開始された．

その間，訪問診療医とSWはヘルパーの利用を進めたが，依然として身辺介護は父親と夫が行っていた．一方で，市の障害者福祉センターを通じて，職場の上司との話し合いが重ねられ，残念ながら原職への復帰は困難という結論に至り，発症後2年の時点で退職することとなった．この間，原疾患の病勢は安定しており，プレドニゾロンの内服は1日2.5mgにまで減っていた．

復職を諦めたあと，Mさんは気持ちが落ち込んでいたが，父親と散歩に出たり，週末には夫と一緒に車で出かけ，徐々に元気を取り戻していった．数カ月後，本人と夫から，屋内移動や外出時の自由度を増やせないかと相談があった．さっそくSW，OTと相談し，電動車いすを障害者手帳で給付申請すること，合わせて自宅のトイレ，浴室のリフト設置，玄関などの段差解消，福祉車両の導入などの提案を行った．

電動車いすは，業者の協力を得ていくつかの種類をデモで試用し，練習のための間欠リハ入院も行ったが，スイッチの仕様や必要な機能の見極めに手間取り，介護実習普及センターや福祉機器の展示会を見に行くなど，工夫を重ねた．

ようやく電動車いすの機種と機能の構想がまとまり，意見書を作成して，市の担当者と相談して，県の更生相談所に申請書類（本人と支援者の意見書，業者の見積書など）を上げ，続いて住宅改修の申請を行った．

発症して3年経過し，Mさんは障害福祉のヘルパーと外出する機会が増えている．就労はあきらめず，就労支援センターやNPOに相談するなど，挑戦を続けている．在宅診療医は，定期往診を続けながら，必要に応じて情報提供書を作成し，話し合いに参加している．

コラム9　介護実習普及センター

都道府県・指定都市が実施主体となり，介護知識・技術の普及，啓発，介護機器の展示・相談・普及などの事業を行う．介護老人福祉施設，介護老人保健施設，介護福祉士養成学校，社会福祉士養成学校，身体障害者療護施設などに併設される．現在全国で53か所（北海道1，関東甲信越11，東北7，東海北陸6，近畿10，中国2，四国4，九州12）設置されている．
（財団法人テクノエイド協会 http://www.techno-aids.or.jp/center/index.shtml）

コラム10　障害者支援施設

障害者自立支援法（平成17年）によって定められた，生活介護，自立訓練（機能訓練，生活訓練），就労移行支援，施設入所支援などの事業を行う施設で，都道府県障害福祉計画で必要入所定員総数などが定められ，都道府県知事が指定する．設置主体は国，都道府県，区市町村，社会福祉法の定める法人とされている．

コラム11　身体障害者更生相談所

身体障害者福祉法で定められ，都道府県・政令指定都市が主体となって設置されている．障害者自立支援法に基づく給付について市町村が意見をきくことができる機関．主として自立支援医療の要否判定，補装具の支給要否，処方，適合判定を行う．

コラム12　障害者職業センター

障害者雇用促進法で定められ，障害者職業総合センター（1か所，独立行政法人高齢・障害者雇用支援機構），広域障害者職業センター（2か所，埼玉・岡山），地域障害者職業センター（47センター5支所）がある．また都道府県知事は，各区市町村に障害者雇用支援センターを設置する社会福祉法人を指定することができるとされていたが，自立支援法による就労移行支援事業に移行され，現在では区市町村に就労支援センターがおかれている．

コラム13　身体障害者手帳と特別障害者手当

視覚，聴覚，平衡機能，音声・言語・そしゃく機能，肢体不自由，心臓・じん臓・呼吸器・ぼうこう又は直腸・小腸・免疫・肝臓機能に障害のある場合，区市町村の障害福祉窓口で身体障害者福祉法15条指定医師の診断書を添えて申請する．身体障害者更生相談所が審査し，等級判定を行い，交付される．障害の等級によって，補装具の給付，更生医療，税の控除，公共交通機関や公共施設の減額などが利用できる．
　障害が重度で日常生活で常時特別の介護を必要とする場合，給付を受けられる．医師の診断書を添えて市町村窓口に申請する．

コラム14　特定疾患治療研究事業

難病患者の医療費を助成する制度．疾患ごとに認定基準があり，医師の診断書を添えて保健所に申請し，都道府県が認定する．1972年にベーチェット病，重症筋無力症，全身性エリテマトーデス，スモンを対象として制度ができ，その後対象疾患は追加されて，現在56疾患となっている．
難病情報センター http://www.nanbyou.or.jp/entry/513

（藤井博之）

INDEX

外国語

A
ACR コアセット　*138*
activity　*8*
ADL　*32, 42, 132*
　──評価　*17*
ALS　*176*
AT　*161*

B
Barthel index：BI　*13, 32, 43*
Brunnstrom stage　*42, 129*

C
CCA　*174*
CDR　*148*
Churg-Strauss 症候群　*198, 199*
COPD　*166*

D
DAS　*138*
　── 28　*138*
double product：DP　*164*
dysmetria　*129*

F
％FVC　*180*
FAST　*148*
functional independence measure：FIM　*32, 43*

G
gastrocnemius　*131*
Glasgow coma scale：GCS　*41*

H
hamstrings　*131*
HDS-R　*41*
Hoehn-Yahr stage 分類　*171*
home mechanical ventilation：HMV　*168*
home oxygen therapy：HOT　*168*

I
ICARS　*174*
ICF　*29, 40*
ICIDH　*29, 40*
iliopsoas　*131*
impairment　*8*
instrumental activities of daily living：IADL　*78*
intermittent positive pressure ventilation：IPPV　*168*

J
Japan coma scale：JCS　*41*

K
Kemp テスト　*137*

L
Larsen の grade 分類　*138*
L-Dopa　*173*
long term goal：LTG　*45*

M
Medical Research Council：MRC　*166*
metabolic equivalents：METs　*161*
mild cognitive impairment：MCI　*145*

203

INDEX

mini-mental state examination：MMSE　*41, 191*
MMT　*129*
modified Ashworth scale　*129*
m-Rankin scale：m-RS　*13, 33, 43*
MSA　*174*
MSW　*18*
MTX　*138*

―― N ――

noninvasive intermittent positive pressure ventilation：NIPPV　*168, 180*

―― O ――

OPCA　*174*

―― P ――

PNF　*175*

―― Q ――

quality of life：QOL　*44, 152*

―― R ――

ROM 訓練　*49*

―― S ――

self-help devices　*100*
short term goal：STG　*45*
Shy Drager syndrome　*174*
SLR 訓練　*136*
SND　*174*
soe horn brace：SHB　*134*
spasticity　*129*

―― T ――

T-ケイン　*131*
Trigger-pro　*7*

―― V ――

videoendoscopy：VE　*42, 131*

videofluorography：VF　*42, 131*

―― W ――

Wechsler 成人知能尺度－改訂版 WAIS-R　*41*

日本語

― あ ―

アームサポート　99, 100
アームレスト　97
アウター　109
圧抜き　56
圧迫　56
アレルギー性肉芽腫性血管炎　198
アンカーサポート　57
安静臥床　140
安全に移乗できる　97
安定した端座位　91
安眠　50
安楽でなおかつ姿勢が傾かず座れる姿勢　96
安楽な臥位　50
安楽な座位　96
安楽な動作　85

― い ―

息切れスケール　166
意見書　200
意志伝達装置　125
移乗　63, 95, 141
いす　95
　――座位　59
溢流性尿失禁　103, 182, 185
移動バー　93
衣服の着脱　114
意味記憶　153
医療行為　18
医療処置　190
医療的管理　16
医療（保険による）リハビリテーション　26

― う ―

ウォシュレット機能のある便器　106
動きやすい・介助しやすい身体　48

動きを構成する要素　93
運動器疾患　135
運動耐容能　161
運動ニューロン疾患　176
運動不足　1
運動量　140
運動を起こしていく部位　93

― え ―

柄の長いブラシ　117
エピソード記憶　153
遠隔記憶　153
嚥下機能　151
嚥下造影　42, 131
嚥下内視鏡　42, 131
援助計画　23
円背　59

― お ―

オーバーユース　138
起き上がり　63, 71
　――の支援としてのベッドの導入　85
　――の自立を促す　91
屋外の活動範囲　86
行いたい座位活動　96
おじぎの姿勢　74
おじぎの動作　92
音刺激歩行補助機器　171
オムツ　105, 106
　――類の重ねづかい　109
　――類の吸収量　109
重みを支えて動きを止める部位　93
錘負荷　175
音声ソフト　125
温熱治療　134

― か ―

介護給付　190

205

INDEX

介護支援事業所　197
介護実習普及センター　200, 201
介護福祉士　197
介護負担　81, 187, 195
　──の軽減　187
介護保険制度　2
介護（保険による）リハビリテーション　26
介護保険法　197
介護用ベッド　194
介護予防　197
　──事業　197
外出機会　195
介助テクニック　63
介助によるベッド上での起き上がり　91
介助量の軽減　85
改訂長谷川式簡易知能スケール　41
改訂版ランキン・スケール　33
改訂水飲みテスト　42, 131
回転シートつき自動車　124
回復期リハビリテーション　2
　──病棟　2, 191, 192, 196, 198
外来リハビリテーション　190, 200
家屋評価　200
過活動膀胱　184
家事　121
下肢伸展挙上法　136
下肢装具　7
肩手症候群　134
活動　3, 8
活動性の低下　28
活動の改善　3
家庭医療　1
可倒式トランスファーシート　124
カフピークフロー計　180
下方への移動　63, 70
過用症候群　3
カンオープナー　122
環境設定　187
環境調整　1

間欠性跛行　137
間欠的自己導尿　183
間欠リハ入院　194, 196, 200
看護師　197
関節可動域訓練　49
関節の柔軟性　52
関節保護　138
関節リウマチ　137
カンファレンス　19

── き ──

気管支喘息　199
起居移動動作　42
機能維持　187
機能障害　8, 28
機能性尿失禁　103, 182
機能的自立度評価表　32
基本介助テクニック　78
基本姿勢　50
基本動作　132
キャスター　99
ギャッチアップ　56
　──姿勢の安定　91
急性期病棟　2
急性期リハビリテーション　2, 160
急性心筋梗塞　160
共同運動　129
共同作業所　191
虚血性心疾患　160
起立着席訓練　141
筋萎縮性側索硬化症　176
近時記憶　153
筋電スイッチ　178
筋の過剰緊張　50
筋力低下　1

── く ──

くし　121
工夫されたスイッチ　125
クリティカルパス　135

車いす　95, 122
　　──の構造　98
クワドケイン　131

── け ──
ケアプラン　2, 197
ケアマネジャー　196, 197
経管栄養　151
痙縮　129
軽度認知機能障害　145
頸部骨折　135
化粧道具　121
肩甲帯　57
言語聴覚療法　1
建築士　81

── こ ──
更衣動作　120
高機能タイプマットレス　88
口腔ケア　89
高次脳機能障害　153
拘縮　1
合同カンファレンス　199
行動評価尺度（行動観察方式）　148
購入対象商品　113
広範囲脊柱管狭窄症　194, 195
合理的な動作　85
誤嚥性肺炎　1
コーディネート力　81
国際障害分類　29, 40
国際生活機能分類　29, 40
骨萎縮　141
骨接合術　135
骨粗鬆症　141
骨盤　55
　　──骨折　186
　　──帯　57
　　──底筋訓練　104
コミュニケーションエイド　178
コミュニケーションを支援する機器　125

固有受容性神経筋促通手技　175
誤用症候群　3
コンドーム型集尿器，収尿器　111, 184
困難ケース　24
混乱期　2

── さ ──
サービス担当者会議　196
サービス調整　187
座位移乗　95
在宅介護　2
在宅酸素療法　168
在宅支援チーム　21
在宅人工呼吸療法　168
在宅生活の継続　17
　　──の条件　18
在宅生活を支える医療　14
在宅リハスタッフ　14
サイドケイン　131
座位保持能力　92
作業療法　1
座面クッション　59
3枝病変　163
残存機能　28

── し ──
シーティング　96, 99
　　──システム　96, 97
シート　99
　　──の高さ・幅・奥行き　98
シームレスな地域ケア体制づくり　16
ジェリーピンスイッチ　178
支援者　21
視覚的歩行補助マーク　171
視空間無視　130
支持基底面　49
四肢麻痺　199
自助具　100, 120, 138
姿勢管理　48, 89
姿勢の崩れ　56

INDEX

姿勢変換機能付きタイプ　97
姿勢補助用具　61
施設入所　15
自宅内での移動範囲　86
失禁　89
　　——障害　105
実行情況　32
実用動作と訓練機会　188
自動体位変換できるマットレス　88
社会参加　3, 187, 198
社会的不利　28
社会福祉士　197
社会リハビリテーション　200
シャワーキャリー　114, 115
住環境整備　17, 80
修正 Borg スケール　166
住宅改修　17, 80, 198
重度頸損　194
重度障害者　198
　　——用意思伝達装置　178
自由な動作を可能にする姿勢　50
12 段階 grade　42
収尿器　111
重複障害　3
周辺症状　145
終末期　2
重力の落ちていく方向　52
就労移行支援事業　201
就労支援　154
　　——センター　200
主体的参加　26
手動式運転装置　124
主任介護支援専門員　197
除圧　58
障害　29
障害高齢者の日常生活自立度　13
障害者雇用促進法　201
障害者支援施設　201
障害者職業センター　201
障害者自立支援法　201

障害者手帳　123
障害の受容　39
障害の診断　28
障害福祉センター　199
上下肢　54
使用者の身体構造と運動機能　87
上方への移動　63, 68
ショートステイ　187
食具　101
食事動作　100
食事の介助　89
食事の自立を助ける自助具　101
褥瘡　1, 50, 87, 89
　　——危険因子　88
　　——予防　87, 91
食器　102
自立支援　154
自立動作の成功体験　85
人工物置換術　135
侵襲的陽圧換気療法　168
心身の活動能力　48
身体管理　48
身体機能評価　17
身体障害者更生相談所　201
身体障害者手帳　199, 201
　　——取得のための診断書　123
身体障害者福祉法 15 条指定医　201
身体にかかる重みの場所　52
身体の歪みとねじれ　51
身体を安定させる安楽な姿勢　50
心不全　160, 163
心理的退行　140

——　す　——

遂行機能　154
ずっこけ座り　51, 89, 98
ステアリングノブ　124
ストレッチ　49
スプーン　101
すべり座位　51

滑り止めマット　94, 118
滑る素材の手袋　52
スライディングシート　94, 95, 99
スライディングボード　95, 99
3モーターの機種（ベッド）　89
スリング　94
ズレ　56

── せ ──

背上げ　89
生活　22
生活（能力）障害　153
生活管理　27
生活期（維持期）　2
生活機能　29
　　──の予後　43
生活自立障害　80
　　──者　15
生活の質　152
生活復帰　27
生活予後　27
星状神経節プロカインブロック　134
正常な動きに基づいた動作　93
正常な人の動き　62
精神障害者保健福祉手帳　157
静的運動　162
生物学的DMARDs　138
整容と身だしなみ　121
セーフティ機能付歩行器　123
赤外線スイッチ　178
脊髄小脳変性症　173
脊柱　63
接触皮膚炎　89
切迫性尿失禁　103, 182
背もたれ　115
全身状態　48
　　──と身体能力管理　16
洗体いす　115, 116
洗濯　121
全般性注意障害　153

専門機関　23
専門職　23
　　──の連携　24
専用パワーステアリング　124

── そ ──

早期介入　145
早期離床　140
総合リハビリテーション　3
掃除　121
側臥位　57
即時記憶　153
測定障害　129
ソックスエイド　120
ソックスやストッキングの着脱　120
尊厳ある死　151

── た ──

体圧分散性　86
体位変換　53
退院前家庭訪問・自宅訪問　17, 18, 81
退院前家庭訪問指導料　18
退院前合同カンファレンス　19
体幹　54
太極拳　138
大腿骨近位部骨折　135
大腿骨頸部骨折　194
大腿骨転子部骨折　195
大腿四頭筋セッティング　136
大腿二頭筋群　131
台付爪きり　121
貸与対象商品　113
多系統萎縮症　174
多重問題　3
立ち上がり　63, 74, 92
立ち上がり・移動しやすさを誘導する手すりの導入　85
脱臼誘発肢位　136
タッチスイッチ　178
縦手すり　117

209

INDEX

多発性神経炎　198
多発性脳梗塞　186
短期集中訪問リハビリテーション　16
短期入所　196
短期目標　45
端座位　91
段差解消　200
弾性緊縛帯　175

── ち ──

地域総合リハビリテーション　4
地域包括ケア　197
地域包括支援センター　23, 196, 197
地域リハビリテーション　155
　──医　4
　──広域支援センター　9, 131, 197
　──理念　15
地域連携室　20
地域連携パス協議会　127
チームアプローチ　163
チームをつくる　22
力任せの介助　62
知的・精神的活動　1
注意力　189
中間施設　190
中心性頸髄損傷　194, 195
長期目標　45
長期療養施設　190
腸腰筋　131
調理用具　121

── つ ──

通気性　89
通気性を改善するパッドやシーツ　89
通所介護　186, 190, 194
通所訓練　199
通所リハビリテーション　2, 190, 196
通所リハと訪問リハの併用　188
杖　122
爪切り　121

吊り具　119

── て ──

ティルト機能　97
ティルト・リクライニング機能付き車いす　98
適切な排泄ケア　105
手すり　95
　──のある便器　106
手続き記憶　153
転子部骨折　135
電動車いす　98, 198, 200
転倒の原因となりやすい環境　84
電動ベッド　89
転倒リスク　151

── と ──

等級判定　201
動作がしやすい座位　96
動作がしやすい姿勢　53
動的運動　162
導入期　187
特定疾患（難病）　199
　──治療研究事業　201
特別障害者手当　201
徒手的筋力テスト（MMT）　129

── な ──

内反尖足　55
長柄スプーン　101, 102
難病　196, 198
難病医療連絡協議会　178
難病情報センター　201
難病相談支援センター　171

── に ──

二次的合併症　140
二次的障害　1, 48
二次予防　160
日常関連動作　78

日常生活動作の評価　28
日中独居　186
入院時カンファレンス　20
入院による集中的なリハビリテーション　20
入浴　113
入浴介助　113
　──リスク　119
入浴中の死亡事故　114
入浴動作　113
入浴用福祉用具　115
入浴用リフト　118, 119
尿器　110
尿失禁　181
　──タイプ判定チャート　103, 104
尿便意　110
尿便汚染　108
尿便失禁　109
認知機能障害　163
認知症　186
　──高齢者の日常生活自立度　13
認知リハビリテーション　147

── ね ──

寝返り　63, 64
ネクタイ　120
寝たきり　140, 194

── の ──

脳血管性認知症　186
脳卒中治療ユニット　128
能力　32
　──低下　28
望む生活スタイル　82, 86

── は ──

パーキンソン友の会　173
パーキンソン病　171
バーセル指数　32
％予想努力肺活量　180

徘徊　18
排泄　18
　──チャート　109
　──動作　103
　──の自立　103
　──用具の選択チャート　107
　──障害　181
廃用　87
　──症候群　3, 48, 140, 173, 194, 196
把持しやすい包丁　122
バスリフト　118, 119
パソコン　125
発汗　89
バックサポート　98, 99
パッド　106
歯ブラシ　121
バリアフリー　30
バルンカテーテル　184
反射性尿失禁　182
半側無視　154
判断力　189
ハンドグリップ　99
ハンドリム　99
反復唾液嚥下テスト　42, 131
汎用タイプマットレス　88

── ひ ──

ピアサポート　156
引きこもり　28
非効率的なADL　48, 63
膝上げ　89
皮質性小脳萎縮症　174
非侵襲的陽圧換気療法　168, 180
ビスフォスフォネート　136
ヒッププロテクター　135
人に備わった自然な動作　85
腓腹筋　131
皮膚障害　2
皮膚トラブル　89
標準型車いす　97

INDEX

ピロー　54

── ふ ──

ファスナーの上げ下げ　120
不安定狭心症　160
ブースター入院　20
腹圧性尿失禁　103, 182
福祉機器　17, 80, 85, 197, 200
福祉事務所　23
福祉車両　122, 200
福祉用具プランナー　81, 106
フットサポート　100
フットレスト　97
フット・レッグサポート　99
不適切な介護　48
不動　140
太柄スプーン　102
プライマリケア　28
不良肢位　140
ブレーキ　99
分離運動　129

── へ ──

並存疾患　48
ベッド　90
　──から離れた生活　90
　──上での更衣・排泄介助　89
　──の昇降機能　89
便器　110
変形スプーン　102
変形性膝関節症　136, 186

── ほ ──

包括的支援事業　197
包括的リハビリテーション　167
包括払い　190
膀胱直腸障害　137
訪問PT　7
訪問看護　187, 195
訪問看護ステーション　188
訪問鍼灸マッサージ　7
訪問診療　187
訪問リハビリテーション　2, 186, 187,
　194, 195, 200
ポータブルトイレ　90, 112, 194
保健師　197
保健所　23
歩行器　122
歩行車　122, 123
歩行補助用具　122
ポジショニング　49, 53, 89
　──用ピロー　53
補助器具　1, 198
補装具　201
ボタンかけ　120

── ま ──

曲がりスプーン　101
マットレス　86
　──特性　86
　──の硬さ　88
マルチグローブ　52, 94

── む ──

無理のない移乗方法　95
無理のない動作　17

── め ──

メッツ　161
メトトレキサート　138

── も ──

目標　47
　──設定　37
モジュールタイプ　97
持ち上げ動作　61

── や ──

役割や生き甲斐の喪失　1

212

―― ゆ ――

有酸素運動　160
有料老人ホーム　190
床走行リフト　90

―― よ ――

容易に移動できる　97
要介護認定　190
要支援　187
腰痛　61
腰部脊柱管狭窄症　136
抑うつ　1
浴室での移乗　114
浴槽底面のかさ上げ　117
浴槽内いす　117
浴槽内昇降機　118
浴槽をまたぐ動作　117
横移動　63, 66, 112
横手すり　117
予防給付　190
四脚杖　7, 131
4疾患5事業　127

―― り ――

リーダーシップ　26
リーチャー　121
理学療法　1
リクライニング機能　98
離床機会　195
立位移乗　95
リハビリテーション患者データバンク　10
リハビリテーション算定日数　190
　――制限　4
リハビリテーション前置主義　2, 26
リハビリテーションチャンス　189
リハビリテーション的支援方法　14
リハビリテーション協議会　9
リフト　85, 95, 114, 122, 200
両下肢での体重支持を促すための移乗設定
　85

両片麻痺　9
療養費同意書　191
療養病院　190
リラックスできる姿勢　53, 96

―― る ――

ループつき洗体タオル　117

―― れ ――

レスパイト入院　15
レッグサポート　98

―― ろ ――

老人保健施設　190, 194
老老介護　191
ロコモティブシンドローム　135

在宅医療の技とこころ
リハビリテーションとしての在宅医療　　© 2011

定価（本体 3,200 円＋税）

2011 年 10 月 15 日　1 版 1 刷

編著者　　藤　井　博　之
　　　　　山　口　　　明
　　　　　田　中　久美子

発行者　　株式会社　南　山　堂
　　　　　代表者　鈴　木　　肇

〒 113-0034　東京都文京区湯島 4 丁目 1-11
TEL 編集(03)5689-7850・営業(03)5689-7855
振替口座　　00110-5-6338

ISBN 978-4-525-20921-6　　　　Printed in Japan

本書を無断で複写複製することは，著作者および出版社の権利の侵害となります．
JCOPY　〈(社)出版者著作権管理機構　委託出版物〉
本書の無断複写は著作権法上での例外を除き禁じられています．複写される場合は，
そのつど事前に，(社)出版者著作権管理機構(電話 03-3513-6969，FAX 03-3513-6979，
e-mail: info@jcopy.or.jp)の許諾を得てください．

スキャン，デジタルデータ化などの複製行為を無断で行うことは，著作権法上での
限られた例外（私的使用のための複製など）を除き禁じられています．業務目的での
複製行為は使用範囲が内部的であっても違法となり，また私的使用のためであっても
代行業者等の第三者に依頼して複製行為を行うことは違法となります．

在宅医療の技とこころ 好評発売中！

在宅医療 臨床入門
和田 忠志 著　◎A5判 122頁 ◎定価2,310円（本体2,200円+税5%）

チャレンジ！在宅がん緩和ケア
平原 佐斗司・茅根 義和 編著　◎A5判 246頁 ◎定価3,570円（本体3,400円+税5%）

在宅栄養管理 －経口から胃瘻・経静脈栄養まで－
小野沢 滋 編著　◎A5判 223頁 ◎定価3,360円（本体3,200円+税5%）

在宅で褥瘡に出会ったら
鈴木 央 編著　◎A5判 155頁 ◎定価2,940円（本体2,800円+税5%）

認知症の方の在宅医療
苛原 実 編著　◎A5判 235頁 ◎定価3,360円（本体3,200円+税5%）

"口から食べる"を支える 在宅でみる摂食・嚥下障害，口腔ケア
新田 國夫 編著　◎A5判 182頁 ◎定価3,150円（本体3,000円+税5%）

チャレンジ！非がん疾患の緩和ケア
平原 佐斗司 編著　◎A5判 234頁 ◎定価3,570円（本体3,400円+税5%）

詳しい内容につきましては，弊社ホームページをご覧下さい．
http://www.nanzando.com/